죽염 명인이 알려주는
장수의 열쇠, **자죽염**

죽염 명인이 알려주는 장수의 열쇠, **자죽염**

펴 낸 날 | 1판 1쇄 2010년 12월 20일
개 정 판 | 6판 1쇄 2021년 1월 11일
지 은 이 | 정락현
정   리 | 이형재
펴 낸 이 | 최검열
펴 낸 곳 | 도서출판 밀알
등 록 일 | 제1-158호
주   소 | 서울시 강남구 논현로 507, 성지하이츠빌딩 3차 1412호
전   화 | 02 529 0140
팩   스 | 02 6008 7524

■ 잘못된 책은 교환해 드립니다.

ISBN 978-89-418-0313-3 (03810)

죽염은 미네랄 소금이요, **자죽염**은 면역력 소금이다

죽염 명인이 알려주는
장수의 열쇠, 자죽염

대한민국식품명인 **정락현** 名人 편저
이형재 전수자 정리

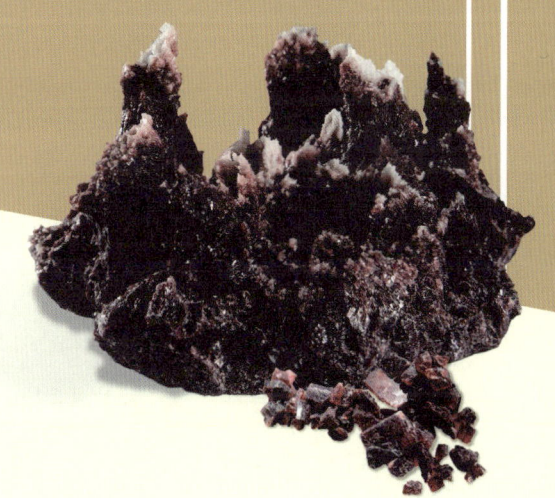

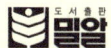

‖ 머 리 말 ‖

우리 인간이 살고 있는 세상에는 인간의 기록에 의해 생긴 역사와 기록되지 않은 역사가 있으며 시간과 공간에 의한 역사도 있다.
우리 시대는 과학문명을 추구하며 물질적 풍요를 누리며 살고 있다. 인공위성과 인터넷을 통해 안방에서 세계 각국의 정보를 알 수 있으며 온라인을 이용해 각종 자료를 찾고 검색하고 건강을 사고파는 일까지 손쉽게 하고 있다.
이렇게 생활이 편리해지고 풍요로워졌지만 반대급부로 사람들은 수많은 공해로 시달리게 되었고 인류는 각종 공해독으로 건강을 물론 정신건강까지 위협받게 되었다.

결국 우리의 행복은 병마에 걸리지 않고 오래오래 건강하게 사는 것이 희망일 것이다. 왜 세상 사람들은 눈부신 의료과학의 발달로 수많은 치료법이 있음에도 이와는 근본적으로 전혀 다른 치료의 길을 찾아 헤매는 걸까?

지금 우리가 맞이한 최악의 환경은 결국 우리 인간이 만든 결과다. 오염된 환경으로 인해 우리는 진정으로 살아 있는 건강한 물, 공기, 숯, 소금을 갖기 힘든 환경에 처하게 된 것이다.

인간 생명의 가장 필수적인 물질의 종착역은 깨끗한 물이요, 건강한 공기요, 살아 있는 소금이 생명원소라는 평범하고도 가장 소중한 물질이라는 사실을 알게 된 것이다. 깨끗한 물을 갈구하는 사람들은 거대한 정수기 시장을 형성하게 했고, 건강한 공기를 추구하는 사람들은 공기청정기 산업을 만들고, 살아 있는 소금을 찾아 헤매는 사람들은 소금을 물에 닦고 대나무통에 넣어 불에 굽는 죽염을 만들어냈으며, 죽염을 한 단계 더 진화시킨 자죽염을 만들어내게 된 것이다.

따라서 사람을 살리고 장수할 수 있는 비결은 간단해졌다. 깨끗한 물, 건강한 공기, 살아 있는 자죽염을 잘 이용하고 활용하는 것이다. 물질문명의 발달로 파괴된 물과 공기, 소금을 정화해야 한다. 물도 소금과 같이 그 자체가 불순물을 당기는 힘이 있다. 산의 약수도 이미 불순물을 당긴 상태이다.

자죽염은 소금을 대나무통에 넣어 9번을 굽는 과정에서 공기와 물 또한 자죽염을 만드는데 절대 필요한 요소요, 물질인 것이다.

특히 자줏빛 붉은 죽염은 정성과 인내로 잘 만들어낸 것이어야 한다. 마지막 완성 단계인 아홉 번째 용융할 때는 송진가루를 넣어 녹인 2500℃ 이상의 극강한 화력으로 용융시켜내야 한다.

늦은 가을 새벽시간에 녹여내는 것이 제일 붉고, 자수정 자핵빛이 감도는 핵자줏빛 죽염을 생산할 수 있으며, 고열로 인한 침전된 검은빛 죽염 덩어리는 떼어내고 사용하는 것을 잊지 말아야 한다.

한편 자죽염을 고열로 굽고, 녹이는 과정에서 금속성 이물질이 혼입될 경우를 대비해 이물질을 제거한 후 섭취하는 것도 바람직하다.

물, 공기, 소금은 우리 인간의 마음대로 독점할 수 없고, 소유할 수 없다. 우리가 만든 만큼 이용할 자유가 있고 권리가 뒤따를 것이다. 우리 생명을 지탱할 수 있는 필수불가결한 원소요 물질인 것이기 때문이다.

지난 30여 년 동안 오직 죽염만을 굽고 녹이는 일에만 전념해온 세월들이 주마등처럼 지나간다. 어찌 보면 본인이 이 세상에서 자죽염이라는 신물질을 가장 잘 이해하고, 잘 만든다고 충분히 자부해 보는 이유도 여기에 있다.

대학에서 전혀 다른 경영학을 전공한 나로서는 우리 생명을 지탱하는 가장 중요한 원소인, 물, 공기, 소금을 이해하고 수많은 현장실험을 통해 자죽염을 완성하는데 오랜 세월과 고통이 수반되었음도 함께 밝혀둔다.

그동안 자죽염이라는 신물질을 연구하고 현장에서 지도하고 도와주신 개암사 큰스님, 이경용 회장님, 죽염조합 고길용 전무, 인산가, 삼보, 경방원, 도해, 삼정, 영평 죽염 사장님께도 감사드린다. 보다 많은 사람들이 소금과 물, 공기에 대한 이해와 새로운 인식을 통해 건강하게 사는 세상이 되었으면 하는 바람이다.

깨끗한 물이 건강한 공기를 만들고 살아 있는 소금이 결국 자죽염 물질을 만들며, 자줏빛 에너지를 만든다는 사실을 알아주길 바란다.

죽염산업은 민족전통의약의 중소기업 고유품목으로 지정받아 국가적으로 보호, 육성 발전시켜야 하며 대·중소기업의 동반성장 산업으로 대한민국 중소기업의 초석을 다지는 민족유산의 신물질로 계승, 발전시키는 정책에도 전력을 다할 생각이다.

또한 중소기업중앙회 죽염조합 이사장으로서 죽염산업을 민족의약의 한 부분으로 성장시키고, 식품건강산업 분야의 중요한 국제 경쟁력을 가지고 대한민국이 식품해양 강국이 될 수 있도록 최선을 다할 생각이다.

마지막으로 죽염산업의 국가 전통식품 계승 고유업종으로 이끌어주시고 해양자원을 활용한 식품의약 기초산업으로 정부에 추천해주신 중소기업중앙회 회장님께 특별한 감사를 드린다.

부안 개암사 뒤안길에서…
대한민국 식품명인(수산3호) 정락현 올림

‖ 축하의 글 ‖

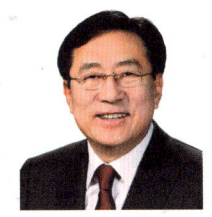

중소기업중앙회 회장 김기문

먼저 한국죽염공업협동조합 정락현 이사장님의 〈죽염 명인이 알려주는 장수의 열쇠, 자죽염〉 출간을 진심으로 축하합니다.

10년 전 한국죽염공업협동조합 이사장으로 선출된 후 처음 만났던 그때 모습이 생생합니다. 죽염산업에 대한 자부심이 대단하였고, 소금에 대한 잘못된 인식과 편견이 퍼진 현실에서 죽염의 진실을 밝히고자하는 강한 의지를 가지고 있었습니다.

일례로, TV 소비자 고발 프로그램의 '쇳가루 죽염' 보도 후 죽염업계가 위기를 맞았을 때, 죽염업계는 원인을 규명할 시설이나 전문 인력이 없어 대응이 힘들었지만, 식품의약품안전청(현:식품의약품안전처)을 통해 나트륨·마그네슘·칼륨·망간 등 인체에 유익한 미네랄이 대부분을 차지했다는 진실을 밝히고 시험법(검사법)을 개정하여 업계가 고사할 수도 있었던 위기를 해결하였습니다.

1988년 회사를 설립하여 약 32년간 불가비법을 전수받아 호남지역 죽염의 대표기업으로 성장하면서 죽염을 대중화하고 기술을 발전시키는데도 많은 기여를 하였습니다. 1992년 국내 대기업과 죽염치약을 개발하여 해외로 진출하였고 지금도 30년 이상 장수품목으로 판매를 해오고 있습니다. 그리고 모든 중금속을 중화할 수 있는 1,500℃ 이상의 고온 용융 기술개발로 자죽염을 탄생시켰습니다.

이러한 공로로 2013년 대한민국 중기인대회와 2016년 무역의 날 수출의 탑에서 두 차례 대통령 표창을 수여했습니다. 이 글을 빌어 그 간의 공로에 대해 감사드리며 다시 한 번 축하합니다.

우리나라의 소금 생산량은 약 330만 톤으로 이중 약 30만 톤의 소금만 국내에서 생산되고 수입염이 약 300만 톤으로

10배에 이릅니다. 이것이 3면이 바다로 둘러싸인 우리나라 소금업계의 현실입니다.

앞으로 죽염에 대한 꾸준한 연구와 제품개발로 전 국민, 전 세계인이 믿고 찾는 명품으로 여겨질 날이 얼마 남지 않았다고 확신합니다. 이를 통해 죽염업계가 우리나라 수출에 많은 기여를 함은 물론 천혜의 미네랄 보고인 서해안 갯벌이 죽염의 원료가 되는 양질의 천일염을 생산하는 염전으로 전환하여 수입염을 대체하는 등 국내 해양수산업 발전에도 큰 기여를 하리라 믿습니다.

특히, 2015년 정부(해양수산부)로부터 식품산업 최고의 명예인, 대한민국 수산전통식품명인3호(죽염1호)로 국가지정을 받은 "명인" 지정을 축하드리며 축하패를 전국중기인대회에서 수여해 드린 적이 있습니다. 끝으로 정락현 이사장님의 〈죽염 명인이 알려주는 장수의 열쇠, 자죽염〉 출간이 죽염을 제대로 알려 국민의 건강을 지키고 죽염산업이 성장하는 중요한 계기가 되기를 바랍니다.

‖축하의 글‖

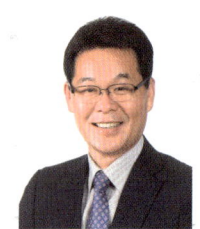 부안군수 **권익현**

죽염, 특히 자죽염은 우리 고장 부안 개암사의 불가요법으로 수백 년 전부터 전해 내려온 사찰의 대표적인 민간요법으로 전래된 훌륭한 한방식품입니다.

지난 1990년부터 자죽염의 뛰어난 효능과 효과를 과학적으로 분석하고 규명하여 국내 굴지의 대기업 L사에서 죽염치약을 공동 개발하여 전 세계 히트상품으로 각광받고 있는 것으로 알고 있으며, 각종 생활건강용품, 화장품에 이르기까지 각종 음식에 맛과 간을 곁들여 공해시대에 시달리는 현대인들에게 많은 호평을 받고 있다고 생각합니다.

특히 죽염은 우리 지역 부안의 대표적인 특산물로 곰소젓

갈 및 변산 유유마을 뽕, 누에 특구단지를 비롯한 뽕주, 뽕잎김치, 뽕잎고등어와 함께 새만금시대의 대표적 관광 상품으로도 무한한 경쟁력을 가진 미래식품이라 할 수 있습니다.

아울러 필자는 자죽염을 연구 분석하여 완성시키고 지난 2008년부터 부안군 특산물 생산자협의회를 창립하여 부안 특산물을 널리 알리고 발전시키는 홍보대사 역할을 다하고 있습니다.

우리 부안지역을 대표하는 특산물로 대체의학의 물질에너지로 자죽염이 일반 소금과는 차이가 있는 엄청난 물질임에도 소금과 동일하게 취급받는 것은 안타까운 일이었고 부당한 처사라고 생각하고 있었던 터에 자죽염을 과학적으로 규명해 책으로 출간한 것을 내심 기쁘게 생각하며 한없는 축하를 보내고 싶은 바입니다.

자줏빛 붉은 소금이 부안의 대표적인 미래식품으로 자리 잡아 전 세계에 한국의 우수성을 전파하는데 결코 부족함이 없으리라 믿어 의심치 않습니다.

아울러 개암사의 자죽염이 미래 새만금시대의 최고 관광명품으로서 전 세계 소금산업을 이끌어가길 기대하며 자랑스러운 부안의 기업 경영인으로 열정과 젊음을 바쳐 그 책과 의무를 다해주길 부탁드립니다.

또한 대한민국 경제를 이끌고 있는 중소기업중앙회 전국조합인 한국죽염공업협동조합 이사장 취임을 다시 한 번 축하드리며 죽염산업이 민족고유식품과 생명공학의 중요한 산업으로 발전될 수 있는 새로운 전기를 마련하길 부탁드립니다. 2013년 5월 대한민국 중소기업인대회에서 대통령상 수상함을 전북도민과 부안군민을 대표해서 축하드립니다. 개암식품 정락현 사장의 두 번째 책 출간을 축하드리며 앞으로도 우리 고장 부안을 아끼고 사랑하는 마음이 가득하길 바랍니다.

‖ 축하의 글 ‖

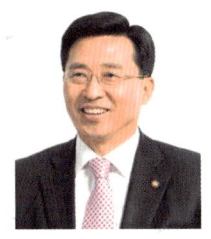

전)국회의원(제17대~19대)/치의학박사 김춘진

우선 존경하는 정락현 사장님의 〈죽염 명인이 알려주는 장수의 열쇠, 자죽염〉 출간을 진심으로 축하드립니다.

요즘 우리는 건강에 대한 관심이 점차 높아지고 있습니다. 산업기술의 발달과 경제발전 등을 통하여 과거처럼 배를 곯는 일은 없어졌지만 환경오염 등으로 인하여 암과 같은 난치병을 유발시키는 환경적 요인이 증가하고 있습니다.

우리 생명에 있어 물, 공기, 소금은 건강을 유지하는데 아주 중요한 요소입니다. 특히 인간이 불을 사용하면서부터 모든 음식을 굽고 익혀 먹는 과정에서 미네랄 결핍을 느끼게 되었고, 이 미네랄 결핍을 보충하기 위한 수단으로 소금의 필요성이 높아졌습니다. 인간의 신체는 염류대사가 순조롭게 진행되어야만 비로소 생명활동이 가능해집니다. 그만큼 염분은 우리 몸에 필수적인 요소입니다.

특히 죽염(竹鹽)이란 물질은 우리 고장 부안의 대표적 사찰음식의 원재료로 부안 개암사에서 전래된 민간 향약식품으로 우리 사회를 풍요롭고 건강하게 만드는데 이바지하였습니다. 또한 책 제목이기도한 "자죽염"은 죽염보다 더 많은 정성과 공정이 들어가야 하는 것으로 알고 있습니다.

죽염의 효능과 효과를 체계적으로 연구하고 실험하여 알기 쉽게 책으로 엮어 출간하는 개암죽염의 정락현 사장님은 자죽염을 가장 정직하게 잘 만들고 연구한 최고의 소금산업 전문가입니다. 또한 부안의 특산물에 남다른 열정과 애정을 가지고 프랑스의 게랑드 소금과도 당당히 경쟁하여 그 품질과 우수성을 인정받고 우리나라 소금산업을 이끌어 국민건강 증진을 위해 큰 공적을 쌓으실 것으로 기대합니다.

저 또한 지역의 정치인이자 의료인으로서 부안의 대표적 특산품 중 하나인 죽염산업이 발전하여 지역의 경쟁력을 향상시키는데 기여할 수 있도록 노력해 나가겠습니다. 아울러 부안군 특산물 생산자 인증협의회의 발전과 부안 최고의 향토를 사랑하는 모임인 감교사랑 울금바위회의 발전을 기원합니다.

특히, 2015년 국가식품명인3호(죽염1호)로 지정된, 명인지정을 축하드리며 우리나라 전통식품이 국내는 물론 전세계에 우리전통식품을 자랑스럽게 알릴 수 있는 전통식품 죽염 홍보대사가 되어주실 것을 기대해 봅니다.

마지막으로 대한민국 경제의 중심인 중소기업중앙회의 전국조합의 하나인 한국죽염공업협동조합의 이사장 취임과 대통령상 수상을 다시 한 번 축하드리며 이번에 출간되는 책을 많은 독자들이 접하여 본인의 건강을 지키는데 유용한 기회가 되기를 바랍니다.

‖ 추천의 글 ‖

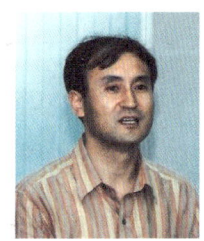

LG생활건강, 생활과학기술연구소
전)책임연구원, 개발부장 정광래

건강한 치아는 오복(五福)의 하나라는 옛말이 있다. 이것은 치아가 사람의 건강을 유지하는데 그만큼 중요하다는 것이다. 우리가 갖고 있는 치아(28~32개)는 세 가지의 중요한 기능이 있다.

첫째는 음식물을 씹어 1차적으로 소화하는 소화기관으로서의 역할을 하는 저작(咀嚼)기능이고, 둘째는 말을 할 수 있는 발음(發音)기능이다. 마지막으로 얼굴 형태를 유지해 주고, 예쁘게 보이게 하는 심미(審美)기능이라 하겠다.

이 세 가지는 사람이 살아가는데 있어 없어서는 안 될 중요한 것이라 하겠다. 치아가 나쁘거나, 없다면 음식을 제대로 못 씹어 소화불량에 걸릴 위험이 높고, 씹으면서 느끼는 맛의 즐거움도 맛보지 못할 것이다. 치아가 없을 때의 얼굴모습은 상상이 갈 것이다. 이러한 중요한 치아를 우리는 늙어 죽을 때까지 잘 관리하는 것이 구강건강의 목표라 하겠다.

우리가 경제적으로 빈곤할 때는 원시형태의 치약인 소금을 손가락(휴대용 칫솔)을 사용하여 이를 닦아 구강건강을 유지하던 시기도 있었다. 물론 소금의 단단한 입자 때문에 잇몸을 다치기도 했지만, 소금이 염증완화 작용과 혈액순환 작용을 가져와 충치와 잇몸병을 예방할 수 있다는 것이 70년대부터 밝혀지기 시작했다. 우리 회사에는 80년대 초에 보통 식염을 함유시켜 만든 '솔트치약'을 개발하여 판매한 것도 있었지만 소비자로부터 "효과는 좋은데 너무 짜다, 양치질할 때 거부감이 생긴다." 등의 의견으로 실패하고 말았다.

우리 연구팀이 죽염을 접하게 된 것은 약 30여 년 전이다. 가까운 일본에서는 소금치약이 전체 치약시장의 20%에 이르는 등 상당히 큰 시장을 형성하고 있어 같은 소금 사용 문화권인 우리나라도 가능성이 큰 제품으로 판단하여 소금치약을 다시 개발하려던 중 당시 K죽염의 정락현 사장으로부터 죽염을 입수하여 보통의 식염과 천금 등 각종 소금을 충치와 잇몸병을 일으키는 구강미생물에 대하여 살균력(殺

菌力)을 시험해본 바, 놀랍게도 죽염이 식염에 비해 3~5배의 효과가 있음을 발견하였다.

처음에는 결과를 반신반의 하면서 재차 반복해 본 바 역시 동일한 결과를 얻게 되었다. 우리 연구진은 그때부터 죽염의 효과가 어디에서 나오는지 연구에 몰두하였고, 죽염을 치약에 안정하게 넣는 연구에 돌입하게 되었다. 그 결과 죽염에는 염화나트륨 성분 이외 칼슘, 철, 아연, 유황, 인 등의 미네랄 성분이 풍부하게 함유되어 이 성분들이 복합적인 작용으로 충치 및 잇몸염증 등을 일으키는 균을 죽이는 것을 알게 되었다. 또한 시중에서 팔리고 있는 여러 죽염회사 제품 간에도 차이가 있었고, 자죽염을 굽는 횟수에 따라서도 성분의 변화와 효과가 차이가 있는 것으로 나타났다.

자죽염은 세계 어느 나라에도 없는 우리 고유의 한방 성분으로 이를 제품화하여 국민 구강보건에 기여한다는 신념으로 많은 실험을 거친 후, 마지막으로 임상실험을 연세치대 예방 치학교실에 의뢰하여 소금치약과 비교한바 죽염 치약이 잇몸질환 치유에 월등히 우수한 효과가 있는 것으로 나타났다. 또한 우리의 죽염과 죽염치약에 대한 잇몸병 예방 효과에 대한 연구결과를 '92년 7월에 영국 글레스고에서 열린 '세계 치과 연구학회(IADR)'에 발표하여 세계치과 학계에 주목을 받은 바 있다.

한방을 과학화한다는 것은 많은 노력과 시간이 필요한 작업이고 그 비용 또한 막대한 투자를 요구하고 있다. 우리의 전통 비방인 죽염을 극히 일부에 불과하지만 치주질환에 대한 효과를 규명하여 세계 최초로 제품화하여 국민 구강보건 향상에 보탬이 됐다는 것에 큰 보람을 느끼며, 앞으로도 자죽염과 자죽염 치약이 한국인만의 상품이 아니라 세계의 모든 사람과 함께 쓰는 세계 속의 상품이 되도록 많은 노력을 할 것이다.

정락현 사장의 자줏빛 죽염을 완성시킨 책 출간을 축하드리며 죽염산업의 위대한 전기가 새롭게 마련되리라 믿어 의심치 않는다.

‖ 추천의 글 ‖

우리 인간은 자연과 더불어 살며 자연보존을 위해 끊임없이 노력하고 있다. 그런 의미에서 우리의 식탁에서 빼놓을 수 없을 만큼 중요한 것 중의 하나도 소금이다. 20세기로 접어들면서 소금이 산업폐수, 생활하수 등 각종 공해에 오염되면서부터 소금을 다량 섭취할 경우 혈액의 오염을 초래하여 동맥경화, 고혈압, 패혈증 등의 성인병을 유발하게 되었다. 문제는 짜게 먹는 습관이 아니라 소금에 붙어 있는 불순물과 소금 속의 유해성분을 섭취하는데 있다 하겠다.

인체 내에서도 소금기가 많은 심장에는 암이 없다. 심장을 보통 염통이라 일컫는데 염(鹽)통이란 뜻이다. 반면에 소금기가 부족하기 쉬운 폐, 위장, 대장, 소장, 자궁, 유방, 직장 등의 장기에 암세포가 주로 발생되는 예를 자주 볼 수가 있다. 소금의 성분인 NaCl 중 Cl은 위액의 성분인 염산의 구성물질로써 소금이 없으면 위액이 만들어지지 않아 소화가 되지 않는 반면 소금에는 단백질을 굳게 만드는 간수성분이 많아 단백질로 구성된 위장에 해를 끼치는 이중적인 성격을 띠는 경우가 사실이다.

한국인은 체질적으로 또한 소금의 이중적 성격으로 인해 상승적으로 위장병 계통의 질환으로 평생을 고생하는 경우가 많다.

자죽염은 이러한 소금의 양면성을 해결하고 나온 이상적인 식품의 하나로서 그 독특한 비법을 통해 한국인의 속병을 근원적으로 해결하기 위해 탄생된 우리 조상의 슬기가 투영된 은혜의 산물이라 볼 수 있다. 자죽염을 소화기 계통에 사용하여 보면 그 뛰어난 효과에 감탄하지 않을 수 없는 것이다.

이 같은 상황에 일반인들에게 참고가 될 만한 책이 절실히 필요한 때에 본 〈죽염 명인이 알려주는 장수의 열쇠, 자죽염〉 책이 출간되어 무척이나 반가운 마음이다.

우리 인간의 생명을 지탱해주는 3大 물질은 물, 공기, 소금이며 이 중에서도 소금의 문제점을 해결하는 것이 가장 절실한 문제이다.

죽염을 한 단계 업그레이드 시킨 자죽염이 한방식품산업에 새로운 물질에너지로 큰 방향을 불러일으킬 것임에 기대를 가져도 좋은 듯싶다.

우리나라 죽염산업과 자죽염 국제화에 끼친 영향과 평생을 소금만 연구하고 실험한 현장경험을 살려 정락현 사장께서 전 세계 소금산업을 잘 이끌어 가리라 믿어 의심치 않는다. 국민건강 증진에 커다란 보탬이 되는 책이 되어주길 바라고 믿으며 추천의 글로 대신하는 바이다.

한의사 박치완

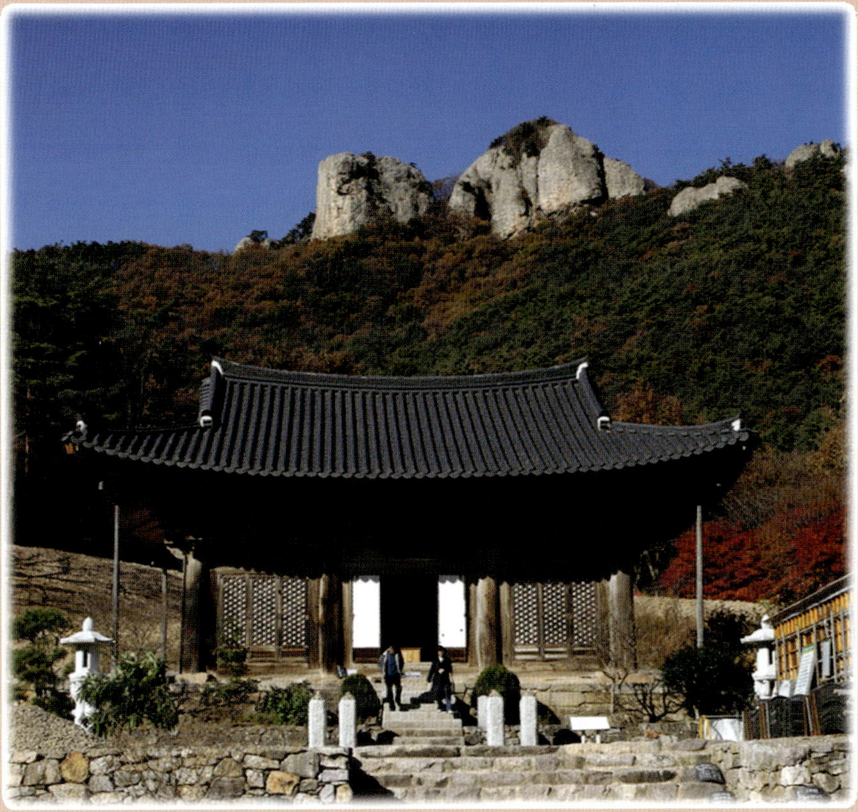

개암사

개암사는 불가 죽염의 발상지로 부안 변산에 위치한 사찰이다. 개암사 위쪽에 자리한 울금바위의 부사의방에서 민족사의 예언을 받은 고승 진표율사가 불가사의한 불치병, 난치병을 죽염을 만들어 치료해 왔다는 신비한 역사와 기록을 지닌 사찰이다.

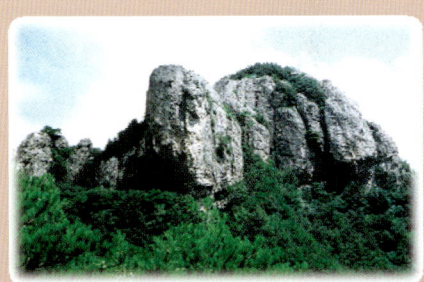
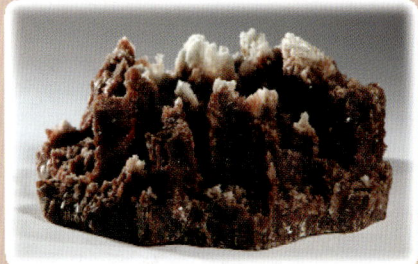

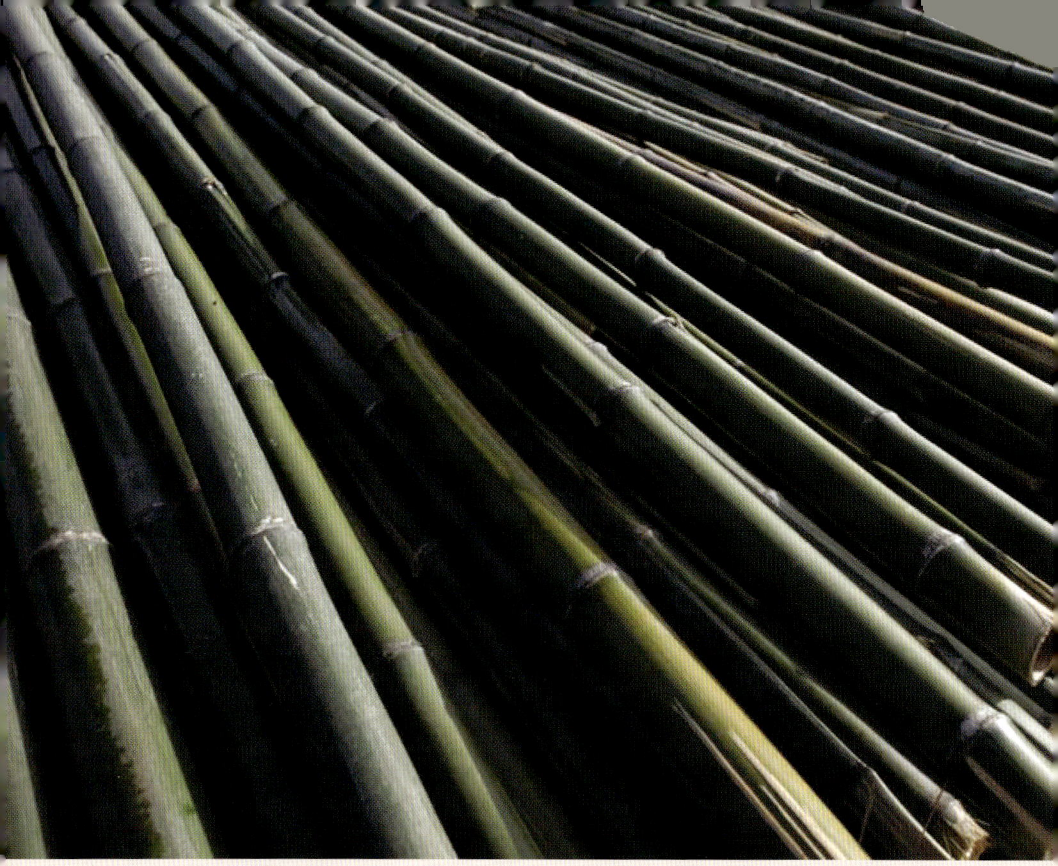

대나무

대나무(竹)는 뿌리에서 잎까지 버릴게 없어 약용으로 쓴다. 자죽염 제조 시 5년 이상 된 왕대나무가 좋다. 천연유황을 다량 함유하고 있기 때문이다. 맛이 쓰고 성질이 차다.

어떤 비바람에도 흔들릴 뿐 쓰러지지 않는 절개를 지니고 있다. 해소, 상기, 종양, 해열, 곽란, 거담, 중풍, 당뇨, 고혈압 등 한방에서 긴요하게 쓰인다.

죽력(竹瀝)은 중풍, 반신불수에 특별한 효능이 있다.
극강한 항산화력과 환원력을 발휘시키는 물질이다.

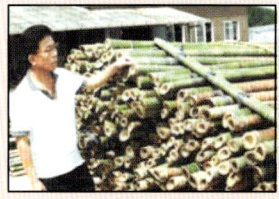 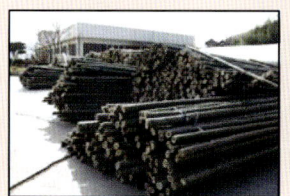 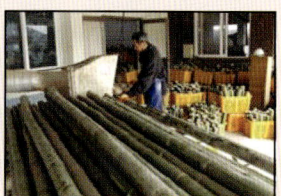

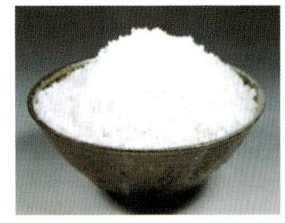

천일염

소금은 자죽염의 주된 기초 원료이다. 천일염 소금은 천연 미네랄이 다량 함유된 서해안 지방에서 생산된 토판염이 최고다. 환경공해나 산업폐수로 인해 질 좋은 소금이 줄어들고 있어 자죽염 제조시 질 좋은 소금의 선택이 중요하다. 가을철에 생산된 소금 중에서 사각의 굵은 형태를 띤 천일염이 질 좋은 소금이다.

천일염 속의 불순물이나 중금속이 최대한 제거된 소금이어야 한다.

품질 좋은 자핵죽염을 얻기 위해선 천일염, 대나무, 소나무장작, 지장수 등의 기초 원료의 질과 엄격한 원자재의 선택이 그만큼 중요한 요소인 것이다.

염전에서 수확한 천일염은 반드시 5년 이상 간수를 빼낸 후 죽염 만드는 자연염으로 사용하여야 한다.

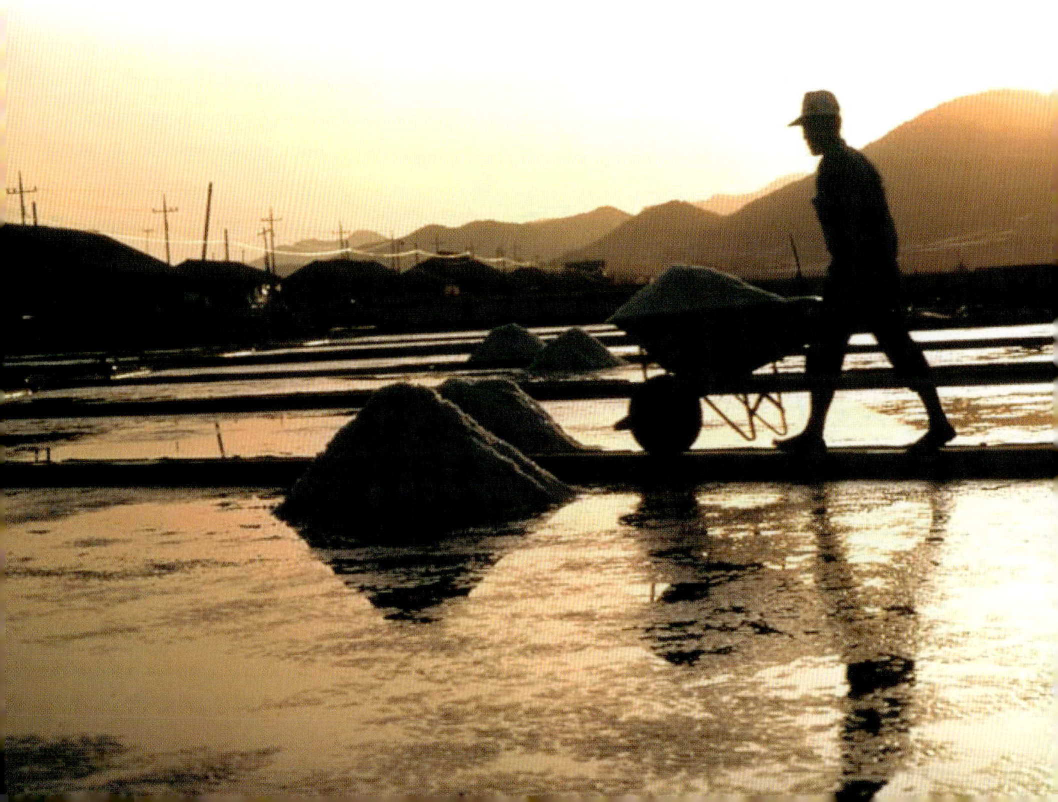

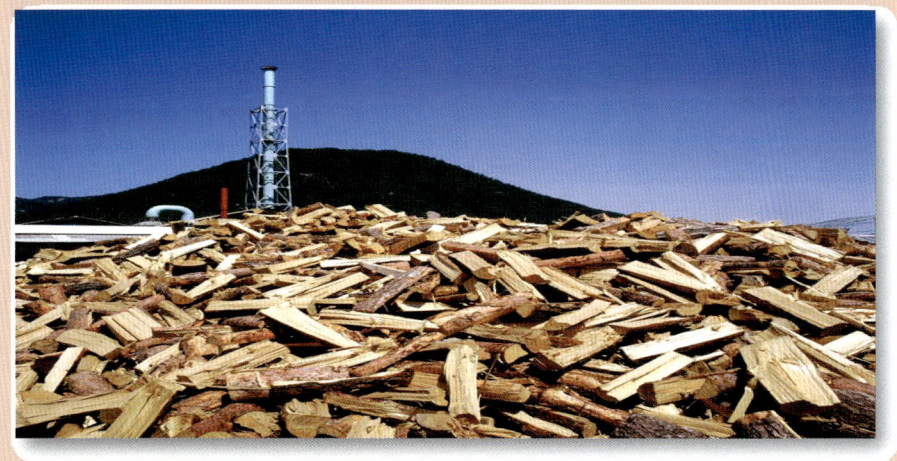

소나무

자죽염 생산(1~9회 굽고 녹일 때)시 전 과정에 긴요하게 쓰인다. 특히 자죽염 1~8회의 반제품 생산에 쓰이며 구울 때 황토토굴의 온도가 800℃~900℃ 온도를 유지시켜 한 번 구울 때마다 토굴에서 24시간 정도 굽고 태운다. 9회 완성 용융시는 2500℃ 이상이어야 한다.

소나무 장작불은 모든 부인병이나 무릎관절의 제반병을 다스린다. 자죽염의 맛과 성질을 좌우하는 중요한 유기물질이다.

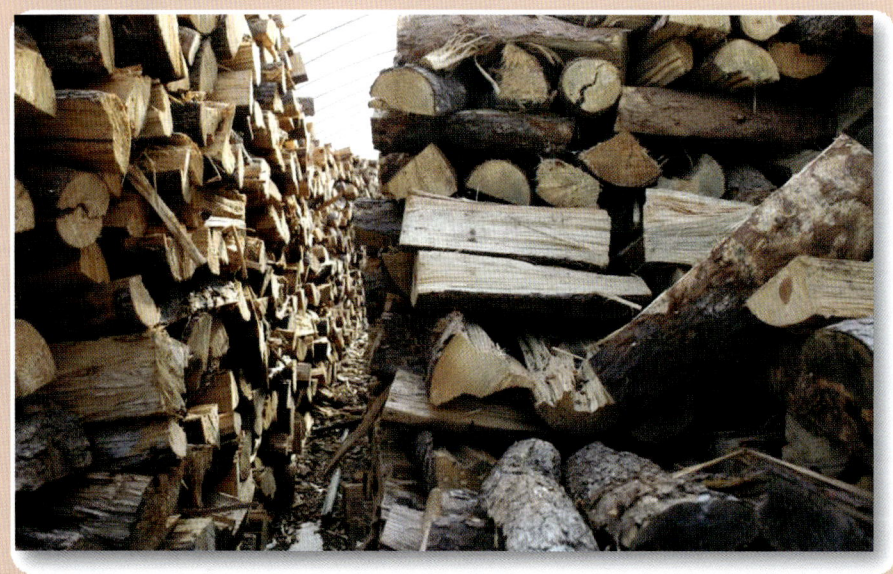

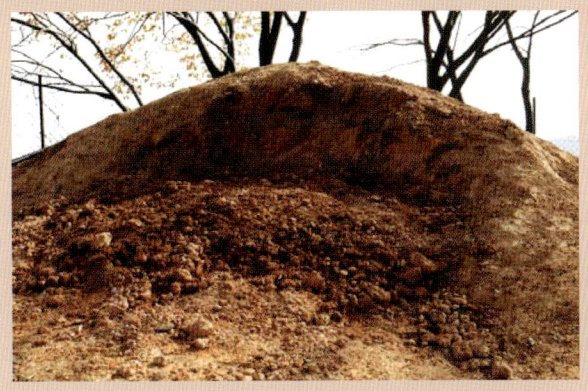
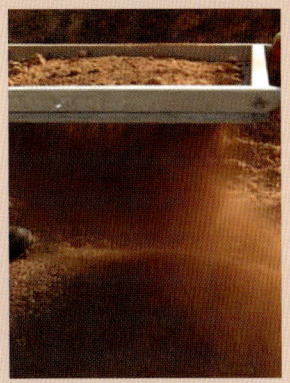

황토

자죽염 생산시 매 과정마다 소금 및 소금 반제품을 대나무통에 다져넣고 봉할 때 사용한다. 햇볕에 3번 말려 가는 체로 친다. 그래도 사분성분이 미세하게 섞일 수 있어 황토를 지하 약수에 녹여 침전시켜 지장수로 사용한다. 음용수로도 최고다. 천연 미네랄이 풍부하고 공간색소분자의 엄청난 원적외선 에너지를 죽염 속에 방출한다.

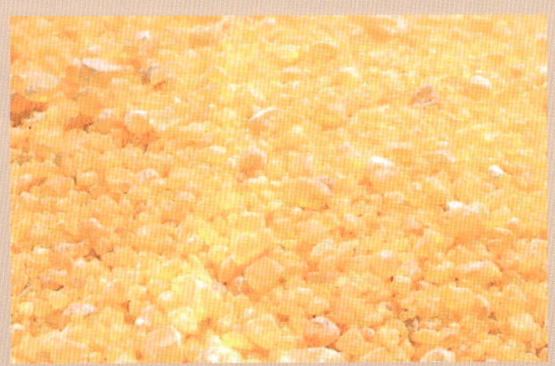

송진

자죽염 생산 제조시 마지막 9번째 단계에 꼭 필요한 용융원료이다. 토송진이 좋으며 녹는 고열(2500℃)로 가열할 때 필수적인 송진이다. 송진은 화기(火氣)를 통해 전기화학적 특성이 −전기를 방출하고 강한 환원작용을 한다. 송진의 양과 품질에 따라 자줏빛 죽염의 색상과 기능이 달라질 수 있다.

황토토굴에 굽는 과정

자줏빛 죽염 제조시 마지막 9회 용융과정을 제외한 1~8회 굽고 태우는 반제품 과정이다.
매회 소금 및 반제품 소금을 다진 대나무 기둥을 황토토굴에 세워서 채워놓은 뒤 소나무 장작만으로 불을 지펴 약 2일(48시간 정도) 구우면서 태운다. 자죽염의 품질과 맛과 향을 결정짓는 과정이다.

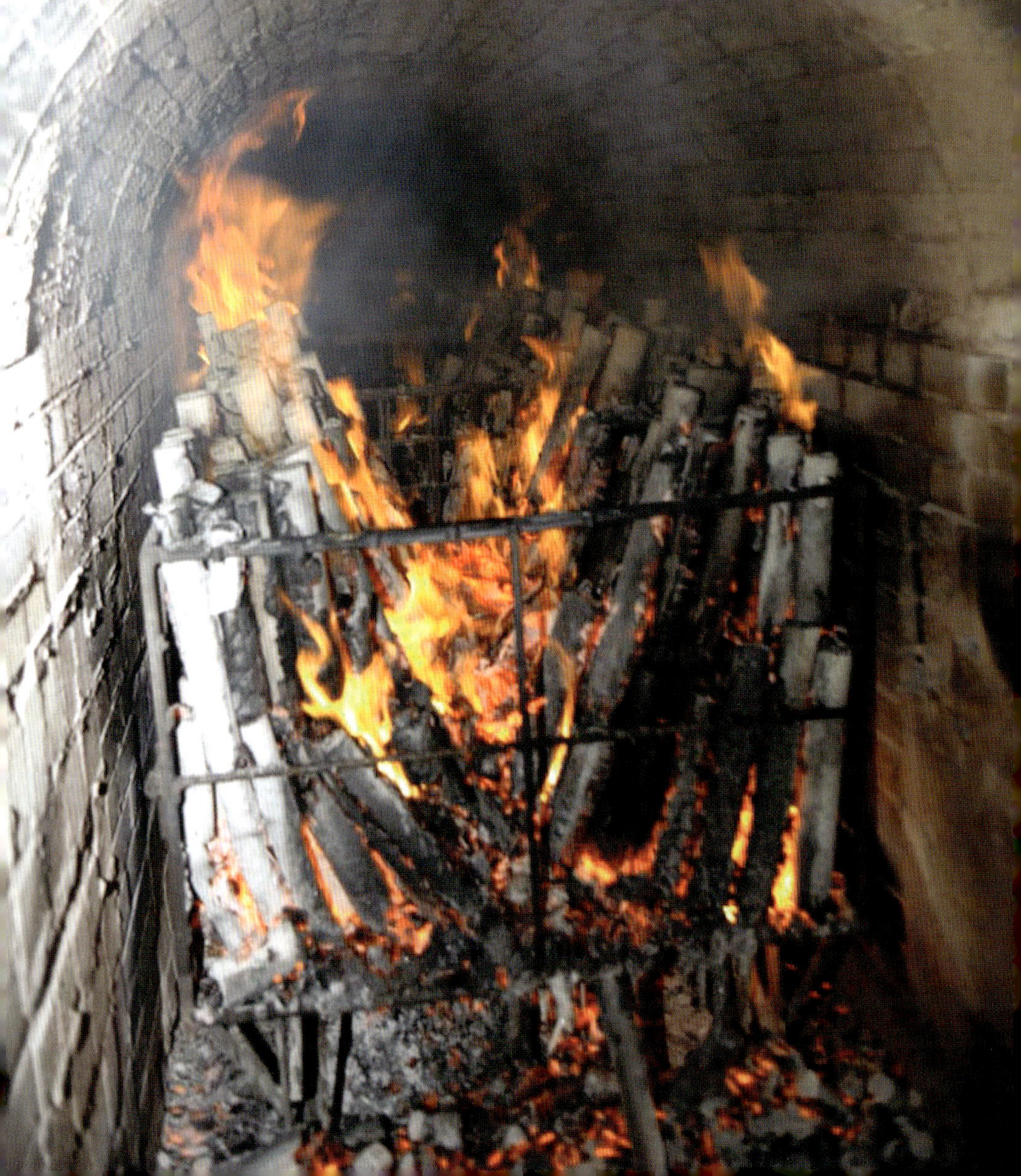

죽염제조 과정 1~8회

자죽염을 제조 생산하는 과정에서 1~8회 소금 기둥을 보면 매회 굽고 태우는 횟수가 반복될 때 소금 기둥이 점점 하얀 기둥에서 잿빛 기둥으로 변하는 모습을 목격할 수 있다. 짠맛도 줄어들고 맛과 향이 고소한 소금맛으로 점차 변하는 과정을 확인할 수 있다. 환원력도 좋아지고 산성이던 pH 농도가 알칼리성 pH로 바뀌어가는 신비한 순간이다.
용융전 1~8회 과정의 태움과 굽는 과정도 매우 중요한 죽염 품질을 결정짓는다. 8번 진실되게 생각하고 마지막 9번째 완성시켜야 한다.

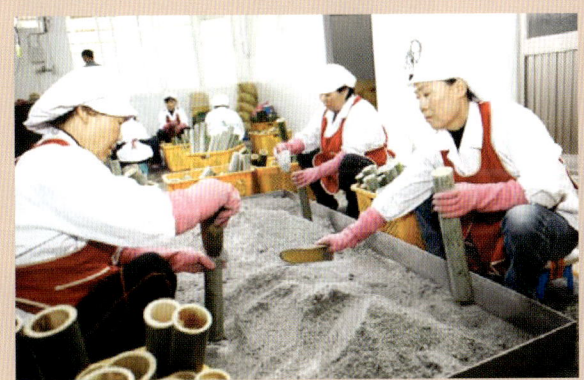 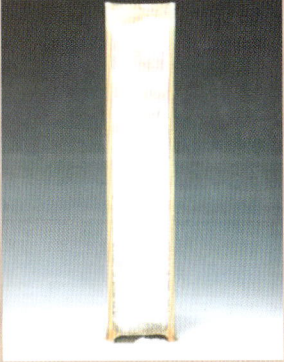

서해안 천일염을 왕대나무에 담은 모습 ▲

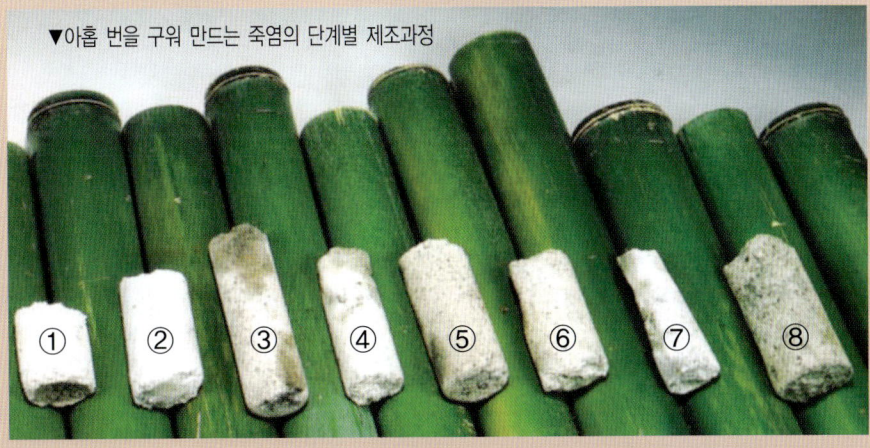

▼아홉 번을 구워 만드는 죽염의 단계별 제조과정

자죽염 용융

자죽염을 마지막 용융하다보면 지구상에서 우리 생명을 유지할 수 있는 가장 위대한 신물질이라는 생각을 지울 수 없다.

토송진을 녹여 소나무 장작불로 아궁이 한쪽 모퉁이로 불을 돌려 화력을 2500℃ 이상으로 높여 뻘겋게 녹여 내린다.

아궁이 속 불의 막강한 에너지는 온갖 독소 산성 노폐물을 무독화시켜 환원시키는 공간색소분자로 빨간 용광로를 보는 것 같다. 항산화력과 환원력을 증대시키는 중요한 순간이다.

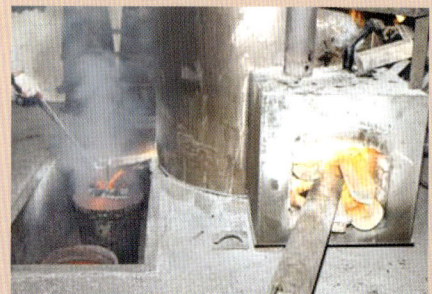
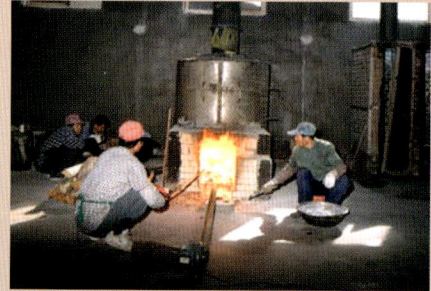
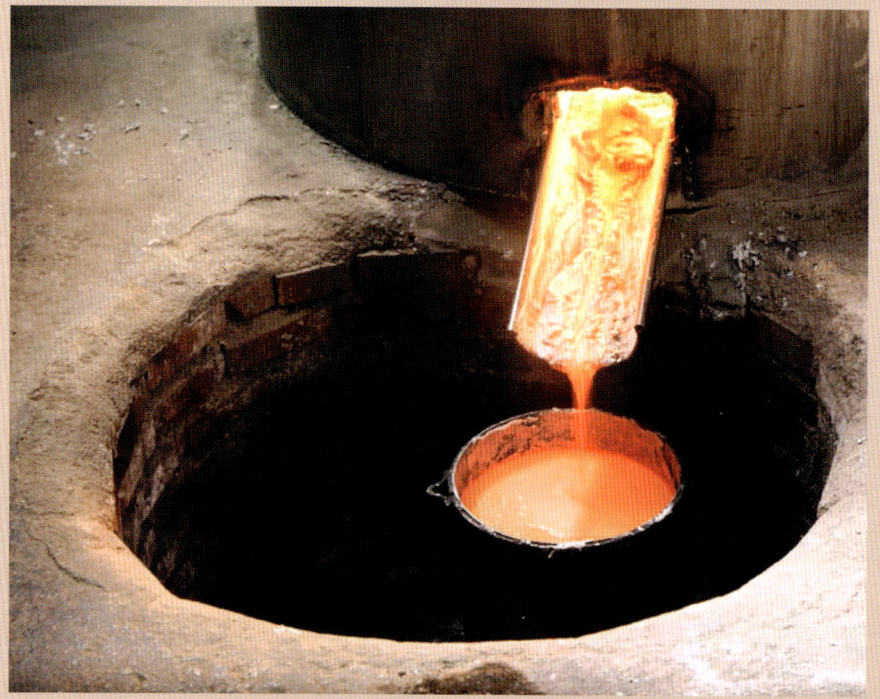

차례

- 머리말
- 축하의 글
- 추천의 글

1장 물과 공기
생명의 기원 38
물의 효능 44
자연수 복용법, 자죽염 포화수 활용 47
약으로서의 물, 자죽염 용해수의 중요성 51
수분부족으로 인한 증상과 치유 66
물 마시는 요령 70
공기 80
공기오염, 자죽염은 파괴된 공기를 복원한다 83
대기오염의 문제점과 해결방법 85
활성산소 89
건강한 물과 공기가 결국 살아 있는 자죽염을 만든다 92

2장 소금과 숯
인체에 있어서 소금의 중요성, 자죽염의 탄생이 절실한 이유 120
자연도 소금을 필요로 한다 122
자연에서 벗어난 소금은 무엇이며 왜 해로운가? 126
자연염은 어떤 것인가? 132
천일염의 문제점, 자죽염의 중요성 138
소금전쟁, 자죽염이 전 세계 소금시장을 점유한다 142

소금 유해론의 오해와 진실 144
대나무숯의 신비와 효능 149

3장 죽염의 신물질 자줏빛 죽염

자죽염의 기원 159
신비의 죽염이 탄생되기까지 162
죽염과 소금은 결코 같지 않다, 죽염과 자줏빛 죽염도 다르다 168
자죽염의 효능, 자죽염의 더 큰 기능 174
자죽염의 복용방법 및 활용법 178
자죽염의 영양적 활용 182
소염 살균작용의 활용 186
자죽염수 복용 건강요법 188
자죽염수 복용 건강요법의 실행 194
포화 자죽염수 제조, 보관 및 활용 196
자죽염을 원료로 한 식품, 약재, 화장품류 206
  • 자죽염 간장 • 자죽염 된장 • 자죽염 김치/무짠지
  • 죽력/청수 • 자죽염 치약/양치액 • 자죽염 비누/화장품
  • 자죽염 유황마늘 • 자죽염 유황오리 • 자죽염 마른명태
  • 자죽염 홍화씨 • 자죽염 다슬기 • 자죽염 무엿
  • 자죽염 커피 • 뽕잎 · 누에 · 오디 자죽염
  • 양파 · 헛개열매 · 민들레 · 산수유 자죽염

4장 자죽염은 항산화식품의 왕자

자죽염 단식해독법 234
자죽염 위장세척법 240

자죽염 발바닥제독법 242
자죽염 미용마사지법 244
자죽염 숙면법 251
자죽염 응급법 253

5장 자줏빛 죽염, 붉은 자핵 죽염

자죽염의 음양오행 물질원리 280
알레르기성 질환의 예방 및 치료용 약학적 조성물 285
항염증 활성 조사와 종양괴사인자 분비 억제효과 286
자줏빛 붉은 죽염의 환원력 290

6장 죽염산업은 중소기업 고유 적합 업종

민족고유의 중소기업이 흥해야 나라가 산다 294
천일염, 소금산업, 특히 죽염산업은 대기업이 침투해서는 안된다 294
죽염은 반드시 중소기업 업종 품목에 선정되어야 한다 295
죽염산업의 향후 전망은 매우 밝다 297
죽염산업은 반드시 선정되어야 할 당위성을 지닌 물질이다 297

부록

자죽염 생산관리 표준서 299
식품의 기준 및 규격 중 개정고시 311

1장
물과 공기

생명의 기원

하나의 생명체가 생명을 유지해 가는데 있어 없어서는 안 될 세 가지의 요소는 소금과 공기 그리고 물이다. 산업화와 현대화의 엄청난 성장과 발전은 인간 생존의 필수불가결의 요소인 자연을 무차별적으로 훼손해 왔으며, 소금과 물 그리고 공기의 소중함을 가볍게 여긴 결과 지구상 모든 곳에서 벌어지는 환경의 재앙은 이미 파괴의 수준을 넘어서 인간의 생존을 위협하는 단계에 이르렀다. 그리고 결국 우리 인간뿐만 아니라 지구상에 존재하는 모든 생명체는 파괴에 대한 합당한 대가를 치르게 될 날이 머지않았을 것이다.

소금, 공기, 물. 이 세 가지는 어느 것 하나 소홀히 다룰 수 없는 불가분의 관계에 있다. 그 중에서도 물은 인체에 없어서는 안 되는 생명줄과 같은 것이다. 모든 생물과 마찬가지로 인간은 '물'속에서 태어나고, 그 물을 가지고 생명을 이어간다. 우리 몸의 70%가 수분으로 이루어졌다는 단순한 사실만 보아도 물의 생명력과 그 중요성을 인정하지 않을 수 없다.

지구가 태동한 것은 지금으로부터 약 45억 년 전으로 본다. 맨 먼저 지구가 가스 상태로부터 시작하여 생성되었든, 태양으로부터 떨어져 나온 불덩이로부터 시작되었든 간에 하늘과 땅은 인간이나 다른 생물체 이전에 이미 존재했고, 인간이 태어나기 위한 필수조건인 물이 먼저 존재했다는 것은 부인하지 못할 것이다. 따라서 물은 모든 생물체를 태어나게 한 생명의 근원이자 원천인 셈이다.

물은 화학적으로는 산소와 수소의 결합물이다. 수소원자 2개와 산소원자 1개가 만나서 이루어지는 매우 단순한 분자구조를 가지고 있다. 그러나 그 성질에 있어서는 다양한 변이성을 가지고 있어서 우리가 물리적이고 화학적인 방법만으로는 물의 모든 것을 설명하는 데에는 한계가 있다. 인간은 태어나기 전 뱃속에서 바닷물의 농도와 유사한 양수의 보호 아래 성장을 한다. 그리고 태어나서는 물을 먹지 않고 그렇게 오랜 시간을 버티지 못한다. 따라서 우리가 매일 마시는 물은 인간에게 무엇보다도 필수적이고, 고영양가의 어떠한 식품보다도 위대하다고 할 수 있다. 즉 물은 그냥 물이 아니라 생명의 물인 것이다.

물은 생명의 근원이며 생명을 존속시킨다는 점에서 모든 생명체에 생명을 불어넣는 진리와 같은 것이다. 그럼에도 불구하고 오늘날 우리는 물을 마구 오염시키고 낭비하여 자멸의 길로 빠져 들어가고 있다. 현대에 발생하는 무수한 질병을 고치고 무병장수를 원하는 사람은 반드시 이 물의 소중함을 다시 한 번 인식해야만 한다.

물은 도처에 바닷물·강물·지하수·우물물·빗물·온천수·수증기·눈·얼음 등의 형태로 존재한다. 지구의 지각이 형성된 이래 물은 고체·액체·기체의 세 상태로 지구표면에서 매우 중요한 구실을 해왔다.
즉, 지구 표면적의 4분의 3이 바다·빙원(氷原)·호소(湖沼)·하천의 형태를 하고 있는데, 이 물을 모두 합하면 약 13억 3000만㎦에 달한다고 한다. 또 지구 내부의 흙이나 바위속에 스며들어 있거나 지하수의 상태로 약 820만㎦가 존재한다.

물은 생물의 생존에 없어서는 안 되는 중요한 것으로서 인간의 물에 대한 관심은 대단히 깊었다. 옛날부터 물은 철학자에게 중요한 사색(思索)의 대상이 되기도 하였다. 기원전 6세기경 그리스의 철학자 탈레스는, 물은 우주의 모든 것의 기본적인 원소라고 하는 일원론(一元論)을 제창하고, 모든 물질은 물이 형태를 달리한 것이라고 하였다. 이것은 물이 눈·안개·우박·얼음·수증기 등으로 형태가 변하는 것에서 발상된 것이라고 생각된다.

물이 원소라고 하는 것에 대하여 부정적인 의견을 가진 사람은 16세기경 독일의 광산가 G.아그리콜라이고, 이것을 확인한 사람은 A.L.라부아지에이다. 1768년에 라부아지에는 유리그릇 속에 물을 끓여 증발시킨 후 흙이 남아 있는 것을 보고 정밀한 중량측정을 하여, 이 흙은 유리가 용해한 것임을 증명하여 4원소설에 치명적인 타격을 가하였다.

물의 조성을 처음으로 발견한 사람은 J.프리스틀리이다. 그는 1771년에 수소와 산소(또는 공기)를 혼합하고 전기스파크를 일으키면 물이 생기는 것을 발견하였다. 또한 H.캐번디시는 1771년부터 1784년에 걸쳐 정확한 실험을 되풀이하여, 수소 2부피와 산소 1부피에서 물이 생성됨을 확인하였으며, 라부아지에도 물의 분해와 합성실험을 하였다. 물 분해실험은 긴 주철관을 벽화로 속으로 통과시켜 뜨겁게 달군 후, 물을 천천히 따라 부으면 긴 관을 통과하면서 물로부터 분해된 산소는 주철관의 철과 결합하여 질량이 증가된 상태로 나타나고, 냉각수를 통과한 나머지 성분들로부터 수소 기체를 얻을 수 있었다.
반대로, 물의 합성실험에서는 물의 분해 장치를 통해 얻은 수소와 다른 방법으로 얻은 산소를 섞어 혼합한 뒤 전기 불꽃 장치로 폭발시켜 물을 얻는데 성공하였다.

물은 수소 2, 산소 1로 되어 있는 물질이며, 화학식은 H_2O의 조성물질이다. 천연의 물을 여러 가지 방법으로 정제한 증류수는 이 화학식과 일치한다. 물은 우리의 주변에 다량으로 존재하며 정제하기 쉬웠으므로, 옛날부터 여러 가지 표준으로 사용되었다.

순수한 물을 얻는데도 보통 물을 증류하거나 이온교환수지를 사용하여 여러 가지 양이온 및 음이온을 제거하는 방법이 취해진다. 증류에 의한 방법은 이것을 몇 번 반복함으로써 대개 순수한 물을 얻을 수 있으나, 물은 많은 물질을 용해시키기 쉬워서 이때 사용되는 용기를 용해시키기 때문에 보통 석영용기(石英容器) 등을 사용하여 이것을 방지한다.

천연수를 음료수로 만들기 위해서는 토사(土砂)·진애(塵埃) 등을 제거하기 위한 수단으로 모래와 자갈 등에 통과시켜 여과하고, 콜로이드상 물질은 백반(白礬) 등에 의하여 침강시키고 표백분·염소·자외선 등으로 살균한다. 천연수를 적당히 처리하여 인공적 목적에 사용하기 위하여 행하는 분석을 물분석이라 하는데, 최근에는 음료수의 수원오탁(水源汚濁)이 문제가 되고 있어 많이 시행되고 있다.

증류수는 무색투명하고 무미·무취의 액체이다. 알칼리금속 및 알칼리토금속과는 상온에서, 마그네슘은 열수(熱水)와, 또 가열한 철은 수증기와 각각 반응하여 수소를 방출하고 금속의 수산화물 또는 산화물을 만든다. 많은 금속의 산화물과 반응하여 수산화물을 만들고, 비금속의 산화물과 반응하여 산소산(酸素酸)을 만든다.

물의 효능

"하늘이 사람을 내고 물과 곡식으로 기르니 물이 어찌 소중하지 않은가. 사람에 따라 몸이 살찌고 마른 것이라든가 수명의 길고 짧음은 마시는 물에 그 원인이 있다."

-동의보감 論水品

옛사람들은 물이 건강의 근본임을 알고 병이 나면 우선 정갈한 물을 마셔서 몸 안의 찌꺼기를 말끔하게 씻어내고 그래도 병이 낫지 않으면 비로소 약을 썼다.

인체의 구성은 대체로 단백질 16%, 지방 14%, 무기질 5%이고 나머지 대부분은 물이다. 물은 화학적 작용뿐만 아니라 필수 미네랄을 포함시켜 중요 촉매역할을 하게 한다. 물은 양방향성 극성을 가진 용매, 즉 녹게 하는 물질로 강력한 극성을 띄고 있어 모든 극성을 가진 물질들을 다 녹게 할 수 있다.

물은 혈액순환을 주도하고 임파액의 활동을 원활하게 하며, 체온을 조절하고, 세포의 신진대사를 촉진하게 하는 역할을 수행하고 있다. 또 모세혈관에 작용하며, 내장과 조직의 구석구석을 청소해 독소를 없애며, 포도당을 만드는데 관여하고, 변비를 해소하고, 요독증을 예방하고, 설사와 구토를 치료하고 피부를 윤택하게 하고 주독을 예방하는 등 실로 무한한 효능이 있다.

우리 인간이 늙는다는 것은 우리 체내의 수분이 80%에서 50%로 감소되는 수분의 상실과정이라고 할 수 있다. 따라서 좋은 물을 충분히 마셔만 준다면 노화의 시기를 훨씬 늦출 수 있고 건강한 신체를 유지할 수 있다.

모든 생명체는 물에서 태어나고 물 없이 생명과 건강이 유지되지 않으므로 오염되지 않은 깨끗한 물은 더없이 소중하다. 우리는 태어남과 동시에 매일 물을 마시며 살아가고 있다. 생명이 다하는 순간까지 매일 마시는 물이지만 나이가 들어감에 따라 인체는 탈수현상과 수분부족을 겪게 된다. 그렇다면 왜 매일매일 마시는 물인데도 불구하고 인체의 물 성분이 증가하지 않고 오히려 탈수현상이 일어나는 것일까. 그것은 세포의 노화로 인한 물의 증발과 누수현상 때문이다. 즉 어릴 때는 인체 중 총 수분함량이 80% 정도였던 것이 늙어감에 따라 계속 수분함량이 줄어들게 되어 노인이 되면 인체의 수분함량이 50% 정도밖에 되지 않는다고 한다. 결국 좋은 물의 섭취만이 그 속도를 늦추고 건강함을 유지시켜 줄 수 있다는 말이다.

자연수 복용법, 자죽염 포화수 활용

사람이 일상 시에 먹는 물은 자연수가 좋다. 물의 화학구조는 H_2O이지만 자연수는 단순한 H_2O뿐만 아니라 여러 가지 무기질이 함유되어 있어서 일단 끓이거나 약으로 처리하면 성분이 변한다. 이런 의미에서 자연수는 살아 있는 물이고 끓인 물은 죽은 물이라 할 수 있다.

상수도시설이 발달하지 않았던 시대에는 식수로서 샘물이나 우물물을 이용하였다. 동의보감에 보면 "우물물은 멀리서 지맥(地脈)을 따라 온 것이 상품이고, 근처의 강이나 내에서 스며온 것은 좋지 않으며, 인구가 밀집하여 있으면 시궁창의 오염된 물이 우물에 스며들어 물 찌꺼기가 생기는데 맑은 샘물을 새로이 길러서 먹으면 병을 치료할 수 있지만 고여서 더럽고 미지근해진 물을 먹으면 사람을 해친다"고 하였다.

일반적으로 어른을 기준으로 하여 사람이 1일 필요로 하는 수분의 양은 약 2,500g에 달한다. 사람은 매일 폐의 호흡에 의하여 600g, 피부의 땀에 의하여 500g, 소변으로 1,300g, 대변에 섞여서 100g의 수분을 배설하기 때문이다. 그러나 배출된 수분의 일부는 음식물에 의하여 섭취하므로 나머지 필요량인 1,500~2,000g은 매일 식수로 보충하지 않으면 안 된다고 할 수 있다.

예로부터 자연수는 식수로서 뿐만 아니라 건강촉진과 질병치료의 목적으로 사용되어 왔다. 평소 자연수의 음용법은 아침에 일어나서 최초로 배출된 소변량의 2배 반의 물을 아침 8시까지 복용하고 그 후 정오까지 2배 반, 오후 7시까지 2배 반의 양을 마시는 것이 이상적이다.
그러나 자연수를 마시지 않던 사람이나 허약자, 각종 중병 환자가 처음으로 자연수를 마시려면 30분마다 30g씩 계속해 주기적으로 마시는 것이 좋다. 그러면 위궤양, 장궤양, 십이지장궤양 등이 방지 또는 치료되고 신경통, 류마티스에도 좋다.

노인들이 밤에 소변이 자주 마려운 경우에도 이 방법을 계속하면 효과가 있다. 도중에 빈뇨가 심해지는 수가 있는데 이것은 일시적인 현상이므로 극복하면 반드시 좋은 효과를 볼 수 있다.

평상시의 자연수 음용법은 아침에 일어나서 1~2컵, 오전 중에 30분마다 30g을 먹고, 점심식사 때 1~2컵, 오후에 다시 30분마다 30g, 저녁식사 때 1~2컵, 식사 후 잘 때까지 다시 30분마다 30g씩 마시면 아침 6시 기상에서부터 저녁 10시 취침 시까지 약 1,200g의 물을 마시게 된다. 물론 이렇게 정확한 구분에 의한 물의 섭취에는 많은 노력과 정성을 요하게 되지만 물이 인체에 가져다주는 장점을 생각한다면 철저한 습관화를 통한 수분섭취는 더 없이 중요하다 하겠다.

이것은 평소 1분에 1g을 기준으로 한 것이지만 만약 땀을 냈을 경우에는 발한량 만큼 더 보충해야 한다. 많은 땀을 흘린 경우라면 몸에서 갈증을 느끼기 전에 충분한 물을 미리 섭취해주는 것도 좋은 방법이 될 수 있다. 어른의 경우 한 번 땀이 났다하면 400g 정도가 되고, 심한 발한은 매시간당 1,000g 정도 되며, 격심한 운동의 경우는 매시간당

1,400g까지 수분이 체외로 배출된다. 수분의 배출은 사람의 체질에 따라 약간씩의 차이가 있으므로 각자 스스로의 적정량을 감안하여 섭취하도록 한다.

잠잘 때 겨드랑이나 사타구니에 끈적끈적한 정도의 느낌을 가진다면 하룻밤의 수분 배출량은 300g 정도가 되고, 여름철 복중에는 하루 2,000~4,000g 정도의 땀이 난다. 설사와 구토의 경우, 많은 양의 수분을 상실하게 되므로 자연수를 보충해 주어야 한다. 보통 심한 설사라면 1일 6홉 이상의 수분이 상실된다.

술을 마신 뒤 주독을 예방하는 데도 자연수가 좋은데 맥주의 경우는 음주량의 2배, 정종의 경우는 3배, 소주나 위스키라면 18배의 자연수를 음주 후 18시간 내에 복용하면 된다. 음주 전에 자연수를 충분하게 마셔두면 숙취도 예방할 수 있다.

자죽염 포화수를 활용하면 자연수보다 몇 백배의 효과를 가져 올 수 있다. 자죽염수 편에서 설명하겠다.

약으로서의 물, 자죽염 용해수의 중요성

우리는 어느 곳을 가나 쉽게 물을 만날 수 있다. 가정에는 수돗물이 있고, 산에 가면 계곡물과 바위틈에서 흘러나오는 광천수가 있고, 강물과 바닷물이 있다. 이 모든 물은 땅에서 솟아나와 모이고 모여 강물을 이루고 바다를 이룬다. 그리고 우리의 가정까지 오게 되어 우리의 식수가 되고 목욕물이 된다.

그러나 지금 우리는 물을 잘못 이용하여 여러 가지 성인병을 많이 만들어 내고야 말았다. 우리의 몸속에 수분이 60~80% 존재한다는 것을 생각하면 어떤 물을 어떻게 이용할 것인가라는 문제를 신중히 고려해 보아야 할 것이다. 물을 잘 쓰면 건강을 되찾을 수도 있고 잘못 쓰면 건강을 해칠 수도 있다는 것을 염두에 두고 우리가 흔히 접하고 있는 물에 대해 알아야 한다.

우선 생수(生水)라는 것은 문자 그대로 살아 있는 물이라는 의미이다. 살아 있는 물은 죽어 있거나 나쁜 성분을 포함하고 있지 않아서 생명체에 들어갔을 때 생명체에 활성을 주는 물이다. 그리고 인간에게 필요한 광물질을 다량으로 함유하고 있어서 그 물이 우리의 몸속으로 들어와 세포를 활성화시키고 피를 맑게 하여 우리의 건강을 지켜주는 물이다. 우리의 몸속에 존재하는 물이 깨끗하고 좋은 물로 채워져서 원활히 순환된다면 우리 중 누구도 질병에 걸릴 염려를 하지 않아도 될 것이다. 그러나 현대인의 몸은 수분 부족에 허덕이고 있으며, 그나마 몸속에 존재하는 수분도 건강을 유지시켜 주기에는 모자람이 있다.

대부분 각 가정에서 사용하는 물은 정수기로 정화한 물이다. 정수기의 무용론을 이야기하자는 것이 아니라 자연상태의 오염되지 않은 생수를 기준으로 볼 때 죽은 물이거나 불순물을 포함하고 있다는 것이다. 물론 최근에는 자연상태의 생수에 가까운 정수기와 정화방법의 등장으로 맑고 건강한 물을 섭취할 수 있는 길이 열리기는 하였지만 분리하고 정수한다는 전제는 이미 완전한 상태의 물이 아닌 오염된 물을 의미하는 것이기 때문이다.

우리는 몸속의 체액에 충분한 수분을 공급해 주어야만 탁해진 체액이 오줌과 땀이 되어 밖으로 내보내어지므로 깨끗한 체액만이 남아 원활한 혈액순환을 할 수 있다. 그리고 탁해진 피를 맑게 하기 위해서는 오존과 미네랄이 많이 함유된 물을 마셔야 한다. 그래야만 물이 체액의 독소를 씻어주고 노폐물을 몸 밖으로 밀어버릴 수 있는 것이다. 흐르는 물은 결코 썩지 않는다는 말은 비단 그것의 물리적인 흐름만을 나타낸 것이 아님을 독자들은 미루어 짐작할 수 있을 것이다.

바로 이러한 역할을 해주는 것이 자연생수이다. 자연생수는 지역에 따라, 혹은 지표의 깊이에 따라 차이가 있지만 대체로 산소를 비롯한 라듐, 마그네슘, 칼슘, 철, 칼륨, 요오드 등의 각종 미네랄을 함유하고 있어 우리의 몸에 흡수되어 독소를 씻어내고 깨끗한 피를 만들게 해주는 건강조건의 기초작업을 하여 준다.

그러나 요즘은 순자연생수라 할지라도 믿을 수가 없다. 각종 오염 요소들로 오염된 공기가 하늘로 올라가 구름이 되고 그 구름이 비와 눈이 되어 내려와 땅에 스며들어 다시 물로 되는 것이니, 다 좋다고 만은 할 수 없다. 그래서 정부에서는 도시에 거주하는 사람들에게 보다 깨끗한 물을 보급한다고 자연수에 염소를 탄 수돗물을 각 가정에 공급하고 있다. 그러나 수돗물에 탄 염소는 인체에 해로운 물질들을 제거해 주기는 하지만 인체에 좋은 미네랄을 파괴시키는 작용도 한다. 정수처리 시설 근처에 사는 가정이라면 문제는 달라지겠지만, 정수된 물을 가정에서 받아 마실 수 있는 시간은 보통 몇 시간에서 길게는 일주일 이상이 걸리기도 한다. 깨끗한 물이 공급된다고 하지만 이러한 시차와 물이 공급되는 라인에서 산화되어 불순물이 다시 발생할 수 있는 가능성이 있기 때문에 염소를 첨가하는 것이다. 결국 이 수돗물이라는 것은 그 염소성분으로 인해 또 다른 질병을 만드는 원인이 된다. 하지만 죽염수는 염소성분의 폐해를 예방할 수 있다.

다시 자연생수로 돌아가 보자.
자연생수 중에서 우리의 몸에 가장 좋은 물은 지표로부터 50㎝ 안에서 솟아나오는 물이다. 왜냐하면 땅속 50㎝ 사이에는 물의 독성을 없애주는 미생물이 무수히 존재하기 때문이다. 전 세계적으로 볼 때, 이러한 미생물의 숫자가 가장 많고 다양한 곳이 바로 사계절의 변화가 있는 우리나라라고 한다. 이 미생물들은 그 속에 존재하면서 물속에 들어 있는 온갖 오염물질을 없애 주고, 물에 산소와 광물질만을 남게 함으로써 우리의 인체에 가장 좋은 물을 만들어주는 역할을 한다. 그래서 땅속 깊은 곳에서 끌어올린 지하수가 우리 몸에 별로 도움이 되지 않는다는 말은 바로 미생물이 이러한 역할을 하지 않는다는 말과 일맥상통한다고 하겠다.

이쯤에서 가장 좋은 물을 생각해 보자. 말할 것도 없이 가장 좋은 물은 땅속에서 솟아나오는 물로 솟아나오는 과정에서 땅속에 존재하는 수많은 미생물의 도움을 받은 물이다. 많은 사람들이 산 속의 바위 밑에서 흘러나오는 물을 찾고, 약수라고 부르는 이유도 여기에서 연유하는 것이다. 약수는 곧 약으로 모든 병의 대부분을 이 물만을 가지고도 치유가 가능하다는 것을 함축해 놓은 말이다.

우리는 흔히 생수, 약수라는 말을 하면서도 어떤 병에 걸렸다하면 제일 먼저 병원이나 약국을 찾는다. 현대인들의 병에 대한 인식과 대처에 서양의학이 깊숙이 자리 잡고 있다는 결론이겠고 그리 큰 문제가 없어 보이는 일상적인 생활의 한 패턴이다. 그러나 이것은 물의 역할을 모르는 데서 오는 행동이라고 말하고 싶다. 물론 모든 병을 생수나 약수로서 치유가 가능하다고 한다면 일견 무리가 있어 보이는 발상임에는 틀림이 없다. 그러나 병원이나 약방을 찾으면 그 병의 증상은 일시적으로 치료가 가능하나, 병의 근본 원인을 지나쳐 버리기 때문에 악화되거나 재발되는 경우가 허다하다. 또 우리의 몸은 항생제의 오남용으로 인해 인체에 유익한 균들마저 거의 사라져 버린 상태에 놓여 있다. 항생제의 폐해를 직시하기 시작한 일부 학자들의 노력으로나마 친생제(Probiotics)의 중요성이 대두되는 중요한 이유이기도 하다. 따라서 단기의 긴박한 질병치료에 대한 대응적 치료가 아니라면 다시 한 번 주위의 흔한 것들을 통해 몸을 정상화 시킬 수 있는 방법을 강구해 보는 것도 지혜로운 일이 될 것이다.

결국 주위에서 손쉽게 구할 수 있는 약수나 생수를 상황에 따라 적절하게 이용한다면 간단한 병에서부터 고질병인 성인병에 이르기까지 근본적인 치료를 볼 수 있다. 민간요법의 활용법이 너무 복잡하고 어렵게 느껴져 그 중요성은 인식하지만 상용화되지 못한 현실적인 문제에 대한 아쉬움이 남는다. 이를 계기로 간단하고 기본적인 내용들을 숙지하고 활용할 수 있다면 더 없는 보람이 될 것이다.

죽염수를 활용한 민간요법으로 질병을 치료한 사례를 숙지

해두면 일상생활에서 죽염수를 긴요하게 활용하는 지혜를 터득할 수 있다.

일반적으로 좋다고 하는 어떤 보약보다도 값이 싸고, 때로는 구하려고만 한다면 쉽게 구할 수 있는 물과 자죽염을 이용한 건강요법을 보급하려는 이유가 바로 여기에 있다. 앞으로 계속해서 물이 우리 인체 내에서 하는 일과 병의 치유 능력에 대해서 말하도록 하겠지만 칼슘과 칼륨을 비롯한 다종의 미네랄을 함유하고 있는 자연수는 건강한 삶을 영위하기 위해 반드시 필요한 것이다. 자연수는 우리 몸속으로 들어가 독을 없애주며, 강도가 심한 독은 힘을 약하게 만들어 깨끗한 체액으로 바꾸어주어 대부분의 병을 치료할 수 있도록 해준다. 그러므로 우리가 광천수, 즉 땅속에서 솟아나는 미네랄워터를 마시면 인체의 체액이 건강하게 형성되어 무병한 삶을 살아갈 수 있는 기본 바탕을 튼튼히 할 수 있게 되는 것이다.

다음으로는 미네랄워터를 들 수 있다. 미네랄워터는 마그네슘, 칼슘, 칼륨 등의 유기물질이 들어 있는 물로 그 종류는 탄산수, 빙하수, 해양심층수가 있다. 미네랄워터와 생수의 가장 큰 차이점은 물 안에 녹아 있는 성분이라고 할 수 있다. 소위 우리가 미네랄워터라고 하는 광천수는 토양이나 암석 또는 물에서 살아가는 다양한 동식물로부터 녹아져 나온 각종 무기물과 유기물을 포함하고 있는 물이다. 따라서 광천수는 물속에 녹아 있는 이런 무기물과 유기물에서 맛이 우러나와 사이다와 같은 톡 쏘는 맛이 난다. 또 이렇게 물속에 녹아 있는 미네랄 성분이 우리 인체 내에 들어가 인체구성의 필수영양분으로 충족되고 건강에 지대한 영향을 끼치는 것이다.

인체를 구성하는 원소는 약 54종으로 알려져 있는데 산소, 탄소, 수소, 질소를 제외한 나머지 50종의 원소가 모두 미네랄에 속한다. 그리고 이 미네랄 성분들은 우리 체중의 25분의 1을 차지한다. 인체를 구성하는 미네랄 중에서 칼슘, 인, 칼륨, 유황, 나트륨, 마그네슘, 염소의 7가지를 제외한 나머지 43종이 차지하는 비율은 전체 원소의 불과 0.04%에 지나지 않지만, 이 미량의 미네랄들이 수행하는 일은 신비스러울 정도로 많고 다양하다. 따라서 이 신비스러울 정로로 역할이 다양한 미네랄이 물속에 녹아 우리의 몸에 들어가면 세포를 구성하고, 세포내의 독을 제거해주고, 피를 맑게 하는 등의 다양한 활동을 하게 되는 것이다. 우리가 금식 중에 물만 마시고 수십여 일 이상을 견디어낼

수 있는 것도 물속에 들어 있는 미네랄의 작용 때문이다. 특히 자죽염 포화수에는 400~1,000까지 미네랄이 자연수보다 더 많이 들어 있음을 분석을 통해 확인하였다.

그리고 다른 한 가지는, 간의 독성을 해독하는 효소가 활발해져 항암제에 있는 독성을 해독시켜 주기 때문이다. 이것은 미네랄이 숙취를 빠르게 해소시켜 주는 것으로 추측할 수 있는 것이다. 혈중알코올 농도를 몇 분 정도의 시간만으로 격감시키는 해독작용을 가지고 있는 것을 보면 바로 알 수 있다. 지금에 와서 겨우 게놈분석이라는 수법으로 구체적인 유전자 코드를 순서대로 해독하는 것이 가능해져 간단히 이야기하게 되었지만, 한때는 유전자라고 하면 멘델의 유전자법칙을 떠올렸다. 눈에 보이지 않는 것으로, 생물학의 영역에서는 신이 결정한 신비를 그대로 공부하는 학문에 지나지 않았지만, 이것을 조금은 해석할 수 있도록 과학이 진보한 셈이다.

세포내의 대사는 눈에 보이지 않기 때문에 버추얼 리얼리티 게임과 같이 이미지화 하여 이해할 필요가 있다. 전자현미경은 이것을 도와 눈에 보이게끔 도와주고 있지만 대사를 실행하는 분자는 아직도 눈에 보이지 않고 있다. 단백질과 같은 큰 분자라도 기능하면서 움직이는 모습은 아직까지 누구도 보지 못했다고 한다.

미네랄의 주변에 관한 연구는 지금 시작된 것이다. 생화학은 유전자와 만들어지는 단백질에 대해 이제야 연구의 눈을 뜬 것이다. 게다가 더욱 놀라운 사실은 미량원소라는 유전자 미네랄의 연구가 시작되었다는 사실이다. 의학의 중심에 있는 유전자에 대해 이제 겨우 과학의 칼이 들어간 것이다.

앞에서 언급한 것처럼 우리 몸 안에는 약 54종의 원소가 있는데 그 중에서 50종이 미네랄이다. 미네랄이 하는 역할을 크게 구분해 보면 다음과 같다.

첫째, 미네랄은 우리의 피와 살과 **뼈**를 만들어 준다.
둘째, 부패한 것은 밖으로 내보내고 새로운 것은 받아들이는 신진대사를 돕는 효소의 활동을 촉진시킨다.
셋째, 체액의 삼투압을 유지시켜 부패를 방지한다.
넷째, 체액의 산성화를 방지하여 약알칼리성으로 만들어 주므로 건강한 혈액이 되도록 한다.
결과적으로 분석한 자료를 보면 자죽염 속에 미네랄은 수백 배에서 수천 배까지 미네랄 함량이 증가하였음을 확인한 바 있다.

■ 미네랄의 작용

	작 용	결 핍
철(鐵)	혈액을 만드는데 가장 중요한 역할을 하며 적혈구의 헤모글로빈의 원료가 된다 세포핵 형성에 촉매작용을 한다 크로마틴 형성 효소의 원료가 되면 효소의 활성화에 관계한다 영양소의 연소를 돕는다	빈혈 근육의 무력 혀의 염증, 탈모 치아의 발육장애 혈액이 황색으로 변한다 간장이 나빠진다 피로해진다 건망증이 생긴다
인(燐)	탄수화물 대사에 주요 역할을 한다 혈액 속에서의 완충작용 혈액 속에서 산소를 끌어 들인다 혈액의 산성도의 안정작용 생식세포를 완전하게 생성시킨다 많이 섭취하면 두뇌가 좋아진다	뼈, 치아 근육조직의 생성이 안된다 생식세포의 불안전-임신장애 임신 중, 수유기에는 특히 많이 필요하다 지능이 낮은 아이를 낳게 된다
칼륨	유아기, 세포증식의 역할 신경계통에 자극을 준다	생식기능저하, 발육부진 심장기능의 쇠약, 소화관의 이완
칼슘	체액을 알칼리성으로 유지하는 작용 혈액의 응고작용 근육운동과 신경작용의 조절 뼈, 치아의 85%를 차지하며 육체의 전해질로 불리는 중요한 역할	골격, 치아의 발육장애 구루병을 유발한다 어린이의 다리, 팔이 굽어진다 안색이 창백해진다 유산을 하게 된다
마그네슘	근육의 수축작용을 돕는다 칼륨과 작용을 拮抗하는 중요한 전해작용 세포흥분의 진정작용 체액의 알칼리성을 유지하는 작용 과다할 때 당뇨, 혼수상태가 된다	혈관확대, 충혈 악성쇠신(마른다) 신장, 심장의 변성을 일으킨다 골격, 치아의 장애 탈모, 신경과민

	작 용	결 핍
나트륨	칼륨과 拮抗작용하여 상호작용을 돕는다 조직의 수분을 유지한다 염분의 밸런스를 유지시킨다 산성과 알칼리성의 완충제의 역할 과다하면 안 좋다	몸 안의 수분을 세포에 지나치게 이동시킨다 담즙 등의 알칼리성 소화액을 만들지 못한다 췌장 등의 알칼리성 소화액을 만들지 못한다 장액 등의 알칼리성 소화액을 만들지 못한다
염소	조직의 수분을 조절한다 소화액의 분비를 촉진한다 심장의 근육을 긴장시킨다 다른 성분과 제휴하여 근육수축, 신경흥분 작용의 역할을 한다	소화불량 식욕부진 전신허탈 피로항진 정신불안

대부분의 가정이나 식품업소에서 사용하는 물은 수도관에 구멍을 뚫어 정수기와 연결해서 쓰는데 물에 보리나 둥굴레 티백 또는 결명자 등을 넣어서 끓인 물이다. 이 끓인 물은 수돗물 속의 염소를 어느 정도는 제거해주는 역할을 한다. 그렇지만 물을 끓였을 경우 수돗물에 녹아 있던 산소라든가 미량의 미네랄 성분이 모두 날아가 버리고 파괴되어 버린다.

결국 우리가 먹게 되는 끓인 물은 어떠한 큰 효과를 기대할 수 없다. 물을 끓이다 보면 첨가물에 들어 있는 좋은 성분도 상당부분 파괴되어 버리기 때문이다.

우리의 몸은 살아 있는 물을 원하고 있다. 용존산소가 충분하고 각종 미네랄 성분을 많이 함유하고 있어서, 물을 마시면 체내의 효소와 물속에 있는 좋은 성분이 함께 일을 해나가야 한다. 또한 몸속의 노폐물을 몸 밖으로 밀어내고 세포를 활성화시켜 주는 역할을 담당해야 한다. 세포 내외에서 살아 있는 물이 활기차게 일을 하면 우리 몸의 각 부분은 정상적으로 제 일을 할 수 있다.

그러나 끓인 물은 일단 용존산소가 날아가 버리고, 미네랄도 파괴되어 버린다. 물의 구조가 흐트러졌기 때문에 우리 인체 작용에 아무런 도움도 주지 못한다. 이것으로 미루어 생각해 보면 끓인 물이 우리 체내에 들어갔을 때의 영향을 짐작할 수 있다.

여기서 주목할 것은 끓인 물을 차게 하면 공중의 산소가 어느 정도 녹아 들어가고 물 분자가 6각형의 고리를 형성하여 물의 기능을 약간은 회복할 수 있다는 것이다. 이 육각형 구조는 우리 몸의 세포 안팎에서 세포의 기능을 돕기 위한 가장 이상적인 물의 구조라는 보고가 있다.

육각수가 사람의 인체에 미치는 영향에 대해서는 많은 부분이 알려져 있다. 이것은 우리의 몸을 구성하고 있는 약

60조의 세포가 정상적으로 활동하기 위해서는 세포 주위의 물이 일정한 구조를 지켜야 하고, 이 구조가 흐트러질 때 세포 기능의 이상을 초래해 질병으로 나타난다는 것을 말해주고 있다. 즉, 인체의 정상 세포 안팎에는 세포의 운동을 촉진시켜주는 이상적인 물의 구조가 있는데 그 구조가 바로 육각형 고리모양의 분자를 많이 갖고 있는 육각수라는 것이다.

물의 구조는 세 가지로 6각형 고리구조, 5각형 고리구조, 그리고 5개의 사슬모양이 있다. 물이 우리의 몸에 도움을 주는 육각형 구조를 이루도록 하는 데에는 몇 가지 방법이 있다.

첫째, 물을 차게 하는 것이다. 일단 물을 차게 하면 물의 분자구조가 육각형으로 변하여, 이 물을 마시면 세포 주위의 체액이 건강하게 되어 각종 성인병의 예방 및 치료 그리고 암 예방 및 치료와 노화방지에 결정적인 도움을 받을 수 있다.

둘째, 미네랄(칼륨, 마그네슘, 나트륨 등) 성분이 적당히 함유된 물이다. 이 미네랄은 물에 녹아 있으면서 물의 구조를 좌우하는 중요한 요소이다. 각종 미네랄 성분은 물속에 녹아 이온의 형태로 존재하는데 나트륨, 은, 게르마늄이온 등은 물이 육각형 구조를 형성하는데 도움을 주고 불소, 염소, 요오드이온은 이 구조를 파괴시켜 버리는 작용을 한다고 한다.

요즘은 이온수기가 등장해 이온들을 전기분해하여 육각형 구조를 형성하는 이온이 많이 들어 있는 이온수를 마시는 방법도 있다. 하지만 우리가 가정에서 손쉽게 육각수를 마실 수 있는 방법은 물을 되도록 차게 해서 마시는 것이다. 자죽염 자연생수를 만들어 냉장고에 보관하여 온 가족 식수로 이용하는 것도 이 때문이다.

자죽염가루로 포화용해수를 만들어 이용하는 방법은 뒤편에서 자세히 설명하겠다.

수분부족으로 인한 증상과 치유

변비와 숙변은 병의 원인 중의 하나이다. 변비는 변이 오랫동안 장에 머물러 있는 상태를 말하고 숙변은 오래 묵은 변으로, 내장의 주름에 남아 있는 변을 말한다. 변비는 장속에 오랫동안 변이 머물러 있기 때문에 변에 섞여 있는 수분을 장이 자꾸자꾸 흡수한다. 그런 과정에서 변은 차츰 굳어져 버리게 된다.

이것은 장의 연동운동을 방해하여 변을 몸 밖으로 밀어버리지 못하도록 하며, 그로 인해 변이 자꾸 쌓이게 되어 부패가 일어난다. 부패가 진행되면 부패로 인해 독이 생기고 그 독은 온몸으로 퍼져 체액을 탁하게 하여 신진대사를 둔하게 한다. 그것이 심하게 되면 신장병을 일으키고 간장을 망치고 심장을 망치게 된다.

특히 여성 질환에는 자죽염가루와 함초가루를 1:1 비율로 혼합하여 생수와 함께 하면 부인병은 거의 치료 예방할 수 있다.

다행히 우리가 물을 열심히 마시면 이 물은 우리 몸에 필요한 수분을 충분히 충족시키고, 수분을 영양분 찌꺼기에 공급해주어 시원하게 배변할 수 있도록 돕는 역할을 하게 한다. 정상 변의 수분함유량은 우리가 생각하는 것보다 많다. 변의 70%~80%가 수분이며 이것은 우리 인체가 보유하고 있는 수분 분량과 거의 같은 비율이다.
마찬가지로 붙어 있는 숙변도 인체에 좋지 않은 역할을 도맡아 하기 때문에 제거해주지 않으면 안 된다. 충분히 수분을 공급해 주어야 하며, 물과 자죽염으로 위장세척을 한 번 해주면 말끔히 제거될 수 있다. 다시 말해 죽염으로 위장청소를 해주면 어떤 병균도 침입할 수 없는 것이다.

현대인은 자신의 의지와는 상관없이 술을 마시게 되고 담배를 피워야 하는 상황에 부딪치게 된다. 많은 양의 술을 마시게 되면 간장은 알코올을 분해하는 일에 분주하게 되어 나중에는 알코올 분해를 감당할 수 없게 되고 그 알코올은 체액에 흘러 들어가 요의 분비를 조절하는 항이뇨호르

몬의 분비를 억제해 체액 보유를 방해한다. 결국 몸에 수분이 부족하게 되면 급기야는 탈수상태까지 이르게 된다.
자죽염가루와 함께 물을 마시면 알코올 분해속도가 10배는 빨라지는 현상을 필자는 20여 년을 체험했다.
술을 마실 때 물을 함께 마시면 물 마신 분량이 알코올과 섞여 그만큼 더 취하게 된다는 설도 있다. 그러나 물을 마셔주면 알코올의 농도가 엷어지기 때문에 간장에 부담을 덜어줄 뿐만 아니라 탈수현상까지도 막을 수 있다.

우리가 늙는다는 것은 30%의 수분을 상실해 가는 과정이라고 이미 말한 바 있다. 수분을 충분히 공급해주지 않으면 체액이 있어야 할 자리가 비게 되어 주름이 지고 피부가 노화되는 것이다. 물을 자주 마심으로써 신진대사를 활발히 하여 노화의 속도를 조절 할 수 있는 것이다.
수분부족으로 인한 현상은 자죽염 건강수를 만들어 놓고 필수 식수로 평생 활용하는 것이다.

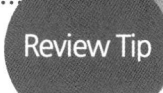

오줌싸개 아이

우리 조상들은 어린아이가 밤에 오줌을 싸면 키를 머리에 씌우고 이웃집에 소금을 얻으러 보내는 전통이 있었다. 우리 조상은 이미 신장이 허해서 생긴 야뇨증에 소금을 약으로 쓸 만큼 뛰어난 지혜를 지니고 있었다. 소금은 또 음식을 먹고 체했거나 소화불량일 때 소화제로 썼으며, 상처가 났을 때는 소염제나 지혈제로 써왔다.

이 뿐만이 아니다. 독극물을 잘못 먹었을 때는 구토제로, 눈을 씻고 이를 닦는 재료 등으로 써왔다.

소금의 가치가 퇴색되고 의약품에만 의존하는 대부분 현대인들의 인식과 생활습관이 아쉬움으로 남는 대목이 아닐 수 없다. 분명한 것은 소금의 약용 가치는 무궁무진하다는 것이다.

물 마시는 요령

아침에 기상하자마자 마시는 물은 밤새 몸속에 축척된 노폐물을 씻어주면서 위의 활동을 촉진시킨다. 특히 위장이 나쁜 사람에게는 좋은 약이 된다. 뇌혈관이 막히는 뇌경색이나 심근경색은 아침에 발병하기 쉽다. 잠자는 동안 땀으로 수분을 잃어 혈액의 농도가 높아져 혈액의 흐름이 순조롭지 않기 때문이다. 아침에 적당량의 물을 마시는 것은 이를 방지하는 방법이다.

식사하기 30분 전에 물 한 잔을 마시면 위액을 분비시켜서 소화활동을 도와서 식욕을 돋운다.
식사를 한 후 30분 후에 물 한 잔을 먹게 되면 몸 안에 자연치유력이 강화되어 병을 치유하는 효과가 있다. 모든 음식은 침과 함께 반죽이 되어 넘어가면서 위장에서 소화액이 강하게 분비되어 소화를 시킨다.

물 한 잔으로 이 닦기를 대신하는 방법도 물 마시기 요령의 좋은 예라 할 수 있다. 바쁜 생활을 하다보면 음식을 먹고 난 후 이를 닦기가 힘들 때가 있다. 양치질을 하기가 어려울 때 물 한 컵을 마시면 입안 세균 번식을 방지해 준다. 음식물 속의 당분이 분해되어 치아 표면에 만들어지는 산을 물이 씻어주기 때문이다.

하루에 2.5리터 이상의 물을 마시자. 나이가 어릴수록 몸에서 수분이 차지하는 비중이 크다. 반면에 나이가 들어가면서 체내의 수분함유량은 줄어든다. 신진대사가 원활하지 못하여 신장 기능이 떨어지게 되면서 몸 밖으로 내보내는 수분의 양이 증가하기 때문이다. 수분이 올바르게 공급되지 않으면 노폐물이 잘 배설되지 않게 되고, 신진대사도 원활하지 않게 되며 혈액의 농도도 짙어져 뇌경색을 일으키기 쉽다. 특히 노인들은 탈수증이 되지 않도록 수분을 적당량 섭취해야 한다.

그렇다면 하루에 생수를 2000cc 이상 마셔야 하는 이유는 무엇일까?

신진대사의 결과 체내의 수분은 대소변, 피부, 호흡 등을 통해서 하루에 2.5리터 정도가 배출된다. 이 배출된 분량만큼 물을 보충하지 않으면 세포의 신진대사가 충분히 될 수 없으므로 매일 2500cc의 물을 취할 필요가 있으나 음식물 가운데 수분이 약 500cc는 들어 있으므로 매일 2000cc의 생수를 마시면 된다.

자죽염을 녹여 만든 죽염생수로 위장을 세척하는 방법은 자죽염 복용방법에서 자세히 설명되어진다.

생명의 기원은 무기물이 유기물이 되고 생물이 발생하게 된 것은 지구에 물이 생기므로 말미암았다고 한다. 그러므로 물 없이는 생물이 존재할 수 없다. 건조하면 부패하지 않는다는 것은 물기가 없으면 부패시키는 균의 생존을 막기 때문이다.

인간이 완전히 물을 끊으면 얼마동안 살 수 있는가를 연구한 학자의 설을 보면 3~4일, 혹은 6~12일을 말하나 대체로 인간이 물을 5일간 섭취하지 않으면 죽음에 이르게 된다는 것이다. 여기에는 개인의 신체적 특성이나 영양 상태 또는 환경적 요인이 작용해 그 정확한 날짜에는 차이가 있을 수 있지만 여기에서 이야기하는 죽음의 의미는 인체의 신진대사나 기능이 거의 정지한다는 이야기쯤으로 이해하는 것이 옳다고 본다.

태아는 양수, 즉 모태 안에서 태아를 둘러싸고 있는 액체 중에 뜨고 양수와 함께 몸 밖에 나와 모유라는 액체의 식품으로 자라나고 물로써 생명을 유지하다가 죽었을 때 입에 넣어주는 물로써 인생을 마친다고 한다. 물과 인생이 얼마나 밀접한 관계에 있다는 것을 알 수 있다.

주지의 사실이지만 인체 성분의 약 70%는 수분이다. 하지만 갓난아이의 90%는 수분이며, 소아와 처녀의 체성분도 70%가 물이며, 중년기는 60%, 노년기는 58%가 수분이라고 한다. 그리고 신체의 전세포는 각각 영양을 받아들이고 노폐물을 배출하는 즉 신진대사를 하는데 수분이 필요하며, 이 수분이 부족하면 세포의 신진대사가 완전히 이루어지지 않는다.

이상으로 보아 생수는 산 물(생수, 유기수)이요, 끓인 물은 죽은 물이라는 것도 알 수 있다. 그래서 일단 끓인 물은 산소도 결핍되고 칼슘 등의 무기질의 함량이 줄게 되어 생화학적으로 생수와는 전혀 다르게 된다.

사람이 식사는 수십 일을 끊어도 살 수 있으나 물을 완전히 끊으면 10일을 넘기지 못하고 죽는다고 했다. 인체는 거대한 화학공장과 같으며 생체내의 화학작용은 물이 없으면 불가능하다.

갈증을 느낀 뒤에 물을 마시는 것은 좀 때늦은 감이 있다. 갈증을 느끼지 않도록 미리 마셔 두는 것이 건강상 좋다. 개나 고양이의 콧등은 언제나 젖어 있다. 콧등이 마르면 병이 든 것이다. 사람은 항상 입술이 젖어 있어야 하며, 병이 들면 입술이 마른다. 열병환자가 입술을 빠는 것은 물을 먹이지 않기 때문이다.

물은 또 수분 결핍으로 체액과 혈액의 인체 내에서 생긴 독소를 요소와 암모니아로 바꾸어 중독을 막고, 장내 박테리아를 억제하여 독물의 발생을 막고, 광물성, 식물성, 동물성, 제독소를 변화 분해시켜 무독 소화하므로 해독제의 역할을 한다. 물은 위벽을 자극하여 위액의 분비를 촉진시키고 식욕을 증진시키므로 식전에 마시는 물은 식욕증진제라 할 수 있다.
자죽염수의 물의 기능은 자죽염편에서 자세히 설명되어진다.

체취(몸에서 냄새가 나는 것)는 부정한 체액이 피부를 통하여 그 독소를 배설하는 것이므로 생수를 마셔서 체액이 정화되면 체취는 자연히 없어진다. 체액이 정화되어 세포의 신진대사가 왕성해지면 피부의 색깔도 고와지고 피부가 검은 사람도 자연히 희게 된다. 주독(酒毒)은 물로써 해소된다.

뒤편에서 설명하겠지만, 자죽염을 녹인 죽염수로 대체하면 기존 물의 기능을 몇 백배는 증대시킬 수 있다.

궤양은 독물의 퇴적이므로 생수를 마심으로써 예방 치료할 수 있다. 간질병은 숙변이 원인이므로 생수를 마시고 숙변을 빼면 낫는다. 생수를 마시지 않는 사람에게 방광염이나 결석증 환자가 많다. 위장병에는 생수가 특효약이다. 만성 위장병, 변비 등은 아침을 굶고 생수만 마시면 거의 낫는다.

이상과 같이 물은 만병에 효과가 있을 뿐 아니라, 전신의 세포의 신진대사를 좋게 하므로 사람을 젊어지게 한다. 물의 효능을 충분히 발휘하자면 척추를 바르게 하는 운동으로 신경의 압박을 없애고 내외분비와 산소의 기능을 완전케 하고 순환을 왕성케 하는 운동으로 물의 효능을 충분히 발휘하여야 한다.

특히 정수기를 만들 때 필터에 자죽염 덩어리를 정기적으로 흡착시켜 물속에 독소를 제거하는 것이 시급한 일이라 하겠다.

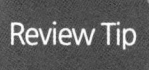

산성식품과 알칼리성 식품의 차이

산성식품과 알칼리성 식품, 자주 듣는 표현이지만 막상 물어보면 정확히 아는 사람은 많지 않다. 레몬과 같은 산이 많은 식품을 산성식품으로 알고 있는데 막상 레몬은 알칼리성 식품이다. 여기서 바로 음식을 구분하는 명확한 기준과 방법에 대한 고민이 생길 수 있다. 그렇다면 도대체 산성식품과 알칼리성 식품을 구분하는 기준은 무엇일까?

결론부터 말하자면 두 식품을 구분하는 척도는 바로 식품을 연소시킨 후에 남는 부산물이다. 산성식품이냐, 알칼리성 식품이냐는 식품을 놓고 그 식품의 pH 등의 액성을 측정하여 판단하는 것이 아니라는 말이다.

화학에서, 대체적으로 주기율표의 왼쪽 아래에 있는 원소들을 금속원소, 오른쪽 위쪽에 분포한 원소들을 비금속원소라고 한다. 금속원소들은 염기성의 원소라고도 하며, 비금속원소들은 산성의 원소라고도 한다.

어떠한 식품을 태웠을 때 만약 칼슘, 칼륨, 나트륨 등의 금속원소를 남기면 그것을 바로 염기성-알칼리성 식품이라고 하며, 식품을 태웠을 때 산소, 인, 황 등의 비금속원소를 남기면 그것을 바로 산성식품이라고 하는 것이다.

따라서 과일과 같은 식품이 무조건 산성식품이라고 하는 것에는 오류가 있다.
'태운다' 혹은 '연소시킨다'라는 과정은 인체 내에서의 효소에 의한 분해과정을 빠르게 한 과정과 마찬가지라고 할 수 있다. 과일의 신맛 주성분인 구연산(혹은 구연산칼륨)이 인체 내에서 모두 분해되거나 연소시키면 칼륨이 남는데, 칼륨은 금속원소이므로, 구연산이 많이 포함된 식품은 알칼리성 식품이라고 할 수 있다.
오징어, 닭고기, 치즈 등은 대표적인 산성식품이다. 이 식품들은 최종 대사산물 혹은 연소산물에서 비금속원소가 남으므로 산성식품이 되는 것이다. 또한 시금치, 당근, 딸기 등은 대표적인 알칼리성 식품이다. 이 식품들은 대사과정에서 금속원소가 남게 된다.

요즘 들어서 알칼리성 식품이 대두되고 있는 이유는, 식사가 서구화됨에 따라 육류소비가 많아졌기 때문이다. 육류의 주성분인 단백질에는 황, 질소 등의 비금속원소가 많으므로 산성식품으로 불릴 여지가 많다. 우리 체내의 혈액은 어느 정도의 pH 변화에는 항상성을 유지하지만, 수용가능량 이상으로 산성 음식 혹은 알칼리성 음식만 먹는다면 체내의 항상성에 이상이 생기고, 여러 가지 이상증세를 유발하게 된다.

따라서 육류를 많이 소비하는 사람이라면, 산성식품을 중화시킬 수 있는 채소류의 알칼리성 식품을 먹는 것이 건강에 좋다고 하는 것이다.
대부분의 식품은 알칼리성과 산성 모두를 갖고 있다. 따라서 특별히 자신이 어느 한 액성의 식품만 먹고 있다고 판단되지 않는 이상 크게 신경 쓸 필요는 없다고 생각된다.

자죽염의 pH 농도는 10~12 정도의 알칼리성 식품이므로 지방 및 단백질이 많이 함유된 모든 식재료에는 자죽염가루로 조미하는 것만이 산성체질로 변형되는 것을 막을 수 있는 것이다.

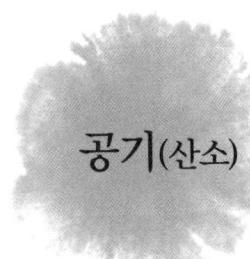

공기(산소)

공기는 지구의 역사와 더불어 생성된 것으로, 공기가 없으면 지구 표면은 격렬한 태양광·태양열·우주진 등에 직접 노출되고, 탄소동화작용 및 호흡이 이루어지지 않아 생물이 존재할 수 없게 된다. 또한 소리가 공간에서 전파되지 않고, 물체의 연소도 불가능하며, 대기압이나 비·바람도 존재하지 않는다.

공기의 존재는 오랜 옛날부터 인정되어 왔다. BC 500년경 그리스의 아낙시메네스(Anaximenes)는 만물의 근원은 공기라 하였고, "우리의 영혼은 공기이며, 우리를 지배·유지하고 있듯이 전 세계도 기식(氣息)과 공기가 포괄하고 있다"고 말하였다.

공기가 물질이며 무게를 갖고 있다는 것을 처음으로 밝힌 사람은 갈릴레이이고, 우리의 생명을 유지하는데 중요한 역할을 한다는 사실을 실증한 것은 O.게리케(1602~1686)이다. 또 영국의 의사 J.메이오(1640~1679)는 공기가 화학적으로 활성인 부분과 그 밖의 부분으로 이루어져 있음을 알아내고, 활성인 부분을 '불의 공기'라 하였다.

이 생각은 J.프리스틀리, K.W.셸레를 거쳐, 1774년 A.L.라부아지에에 의해서 공기가 산소와 질소로 이루어져 있음을 밝히는 근원이 되었다. 공기의 조성이 일정하다는 사실은 H.캐번디시, 게이 뤼삭에 의해 확인되었으며, 1894년경 J.W.S.레일리, W.R.램지에 의하여 공기 속의 비활성기체가 발견되었다.

공기는 일종의 혼합기체이며, 주성분인 산소와 질소 외에 소량의 이산화탄소·아르곤 등 비활성기체를 포함한다. 그러나 때와 장소에 따라 수증기·아황산가스·일산화탄소·암모니아·탄화수소 등의 기체 또는 먼지, 꽃가루, 미생물, 염화물 등의 무기물, 타르 성분 등의 유기고형물을 포함하고 있는데, 이들을 제거한 소위 건조공기는 지상 20㎞ 이하에서는 그 성분이 일정한 비율로 존재한다.

세균은 보통 먼지에 부착하여 공기 속을 부유하는데, 두꺼운 솜의 층을 써서 공기를 여과하면 먼지와 함께 솜에 부착되므로 세균이 없는 공기를 얻을 수 있다. 독감의 예방으로 마스크를 착용하는 것은 이러한 뜻에서 효과가 있다.

공기의 조성은 지구상의 어디서나 거의 변함이 없으므로, 옛날에는 화합물이라 생각된 일도 있다. 그러나 공기가 화합물이 아니라 혼합기체라는 사실은 때와 장소에 따라 조성이 정확히 일정하지 않고, 산소와 질소가 각각 고유의 성질을 보이며, 액체공기로부터 성분을 축차적(逐次的)으로 증류·분리할 수 있다는 점에서 명백한 사실이다.

공기는 상온에서 질소 65.09%, 산소 34.91%가 된다. 강하게 압축시키며 동시에 임계온도 이하로 냉각시키면 액체공기가 되며, 액체공기를 기화시키면 끓는점이 낮은 성분부터 차례로 기화한다. 이 성질을 이용하면 공기의 각 성분을 분리할 수 있다.

공기오염,
자죽염은 파괴된 공기를 복원한다

공해(公害)가 환경이 오염된 상태를 의미한다면, 오염은 오염원으로 인하여 인간 및 동식물의 생활에 영향을 미치는 상태를 의미한다. 그러므로 옥외의 대기에 인위적·자연적으로 방출된 오염물질이 과다하게 존재함으로써 대기의 성분 상태가 변화하고, 그 질이 악화되어 인간과 동식물의 생활 활동에 나쁜 영향을 줄 때 대기가 오염되었다고 한다.

대기오염에 대한 경각심을 갖게 된 결정적인 사건은 1930년 벨기에의 뫼즈계곡사건, 1948년 미국의 도노라사건, 1952년의 런던 스모그사건이다. 1930년 12월 벨기에 뫼즈계곡에서 조성된 대규모 공업지대에서 배출된 가스가 지면에 오래도록 머무르게 되면서 대기 중 이산화황 농도가 9.6~38.4ppm에 달하도록 높아졌으며 이 때문에 심장병과 급성폐렴으로 63명이 사망하고 수많은 급성호흡기질환자가 발생하였다. 또한 주위의 수목과 가축, 조류에도 그 피해가 막심하였다.

대기환경보전법 시행규칙에 따르면 대기오염물질에는 브롬, 바나듐, 망간, 철, 아연, 셀렌, 인, 카드뮴, 납, 크롬, 수은, 염소, 페놀 등의 화합물 및 입자상물질, 일산화탄소, 암모니아, 질소화합물, 황산화물, 황화수소, 이황화탄소, 탄화수소, 석면, 염화비닐, 다이옥신, 휘발성 유기화합물을 비롯한 46가지의 물질이 포함된다. 특정 대기유해물질에는 시안화수소 불소화물, 석면, 염화비닐, 다이옥신 및 크롬, 비소, 수은, 구리, 염소, 니켈 페놀의 화합물을 포함한 16가지의 물질이 해당된다.

결과적으로 파괴된 공기, 오염된 공기는 자죽염에서 발산하는 에너지 광(光)으로 원래의 깨끗한 공기로 복원할 수 있을 것이다.

대기오염의 문제점과 해결방법

대기오염의 발생은 연료의 연소에 의한 것과 산업체에서 제품의 제조, 가공 등 산업공정에서 발생되는 것이 주류를 이루고 있다.

연료의 연소에 의해서 발생하는 오염물질에는 황산화물, 질소산화물, 일산화탄소, 분진 등이 있으며 산업공정에서 발생하는 오염물질은 산업의 종류, 제조, 방법, 원료, 제품 등에 따라 다양하다.

일반적으로 자동차에서 배출되는 오염물질은 배출가스 규제대상이 되는 일산화탄소, 탄화수소, 질소산화물 및 매연(경유차의 경우)과 그 밖에 아황산가스, 오존 및 가솔린의

옥탄가 향상제로 첨가되는 납에 의한 화합물 등이 있다. 이러한 배출가스의 생성원인을 살펴보면 배출 가스 중 탄화수소는 연료의 일부가 미연소된 그대로, 또는 일부 산화, 분해되어 배출되는 것이다.

일산화탄소는 산소의 공급이 부족하여 불완전 연소로 발생하며, 질소산화물은 연소시 고온에 의해 공기 중에 질소와 산소가 반응하여 생성되는 것이다. 질소산화물의 95% 이상은 일산화질소인데 생성과정은 연소온도가 높은 고부하에서 많이 배출되며 매연은 연소실의 탄소누적으로 연료가 미연소되어 배출된다.

대기오염현상으로 인한 일상생활에 미치는 영향에 대해서는 아직까지 확실히 알고 있지 못하다. 그 이유로는 단시일 내에 우리의 눈으로 식별할 수 있는 것이 아니고, 인체 실험이 불가능하고, 저농도의 2개 이상의 오염물질의 복합작용, 상승작용으로 장기간에 걸쳐 노출되었을 때 피해가 나타나기 때문에 그 식별이 곤란하다는 점을 들 수 있다.

숨 쉬는 공기는 음식물보다 더 중요하다. 땅에 떨어진 음식을 다시 주워 먹는 사람은 거의 없다. 먹는 것이기 때문에 위생에 신경을 쓰게 된다. 어떤 사람은 음식물에 조금만 이물질이 묻어도 먹지 않는다.

그러나 이처럼 까다로운 사람도 숨을 쉬는 공기에 대해서는 대단히 관대하다. 옆 사람의 담배연기에 개의치 않거나, 매연이 자욱한 도심환경에서도, 자동차를 운전하면서도, 이러한 환경에 대해서는 무관심한 것이 일상적인 삶이다.

하지만 잘 인식하지 못하고 살아가는 공기는 어떠한가? 대부분 공기에 대해서 신경 쓰는 사람은 많지 않아 보인다. 환경이 좋고 공기 좋은 곳을 찾아 살아가는 사람들은 공기에 대해 어느 정도의 중요성과 오염의 심각성에 대해서 인식하고 있으리라고 보이지만 눈에 보이지 않는 공기오염에 대해서 큰 관심을 갖는 것은 먹고 살아가는 일 뒷전임에는 분명하다. 하지만 전문가들은 의학적으로 숨 쉬는 공기는 먹는 음식보다 훨씬 더 중요하다고 말한다.

입으로 들어간 음식은 엄밀한 의미에서 우리 몸에 들어온 것이 아니라 입에서 항문에 이르는 기다란 튜브모양의 소화관 속에 일시적으로 머무를 뿐이며 그에 상응하는 에너지를 만들 뿐이다. 음식물의 일부는 소장에서 흡수되지만 대부분이 대변으로 배출된다.

반면에 공기는 폐속에서 혈관으로 섞여 바로 우리 몸의 일부가 된다는 사실에 공기의 심각한 중요성이 있는 것이다. 예를 들어 "뱀독"을 입으로 먹게 되면 아무 탈이 생기지 않는다. 위장에서 분해돼 대변으로 빠져나가기 때문이다. 그러나 뱀에 물려 "뱀독"이 혈액에 섞이면 신경이 마비되어 사망에까지 이르게 된다.

황화수소는 독성이 강하며, 고농도 가스를 많이 흡입하면 함철산화효소의 파괴로 인하여 세포의 내부호흡이 정지하고 중추신경이 마비되어 실신하거나 호흡 정지 또는 질식 증상을 일으킬 수 있다. 황화수소는 점막에 산으로 작용, 눈이나 호흡기계의 점막을 자극하며 추운 날씨에 과도한 난방에 신경을 쓰는 것도 문제이다. 감기 예방이나 건강 등을 위해서라면 약간 춥더라도 창문을 열어 환기를 시키는 것이 바람직하다. 감기의 원인은 공기 중에 있는 감기 바이러스 때문이다. 무공해 공기를 자랑하는 남극에서 영하 50도를 오르내리는 강추위에도 오히려 감기가 없는 이유는 바로 이 때문이다.

활성산소

호흡과정에서 몸속으로 들어간 산소가 산화과정에 이용되면서 여러 대사과정에서 생성되어 생체조직을 공격하고 세포를 손상시키는 산화력이 강한 산소를 일컫는 말로 일명 유해산소라고도 한다. 우리가 호흡하는 산소와는 완전히 다르게 불안정한 상태에 있는 산소이다.
환경오염과 화학물질, 자외선, 혈액순환장애, 스트레스 등으로 산소가 과잉생산된 것이다. 이렇게 과잉생산된 활성산소는 사람 몸속에서 산화작용을 일으킨다. 이렇게 되면 세포막, DNA, 그 외의 모든 세포 구조가 손상당하고 손상의 범위에 따라 세포가 기능을 잃거나 변질된다.

이와 함께 몸속의 여러 아미노산을 산화시켜 단백질의 기능저하도 가져 온다. 그리고 핵산을 손상시켜 핵산 염기의 변형과 유리, 결합의 절단, 당의 산화분해 등을 일으켜 돌연변이나 암의 원인이 되기도 한다. 또한 생리적 기능이 저하되어 각종 질병과 노화의 원인이 되기도 한다.

산소는 대기 중에 약 20% 정도가 존재한다. 그리고 대부분은 질소가 존재하며 헬륨, 이산화탄소가 나머지를 구성하고 있다. 많은 부분을 구성하고 있는 질소 대신에 산소로 생명을 이어가고 있는 것은 생명을 유지시키는 에너지가 산소에 의해 산화되어야 하기 때문이다.
그 과정에서 2% 정도는 활성산소로 전환되어 체내에서 살균용으로 이용되기 때문에 활성산소는 체내에서 매일매일 생성되고 있다.

맑은 공기의 확보는 건강을 위해 시급하고 중요한 과제이다. 자동차는 많은 공해물질을 유발하는 것임에도 불구하고 타지 않을 수도 없는 상황이다. 지어진 수많은 공장들에서 배출되는 공해물질을 완벽하게 제거하여 배출할 수도 없다. 또 가정에서는 흡연에 의한 직간접적인 공기의 오염이 문제가 되기도 한다. 주지하다시피 담배연기에는 수백에서 수천 가지의 유해물질이 포함되어 있어, 개인의 기관지 및 폐에 직접적인 영향을 준다. 그러므로 가능한 한 집에서는 아침만이라도 환기를 해주는 것이 좋다. 또 좋은 공기를 만들기 위해서 공기청정기를 사용하는 것도 한 가지의 방법이라 하겠다.

공기청정기는 담배연기의 경우는 100% 제거, 화학가스 등의 유해물질도 100% 산화시켜 버린다. 감기 바이러스나, 곰팡이균 등은 98% 이상 멸균시키는 기능이 있으므로 호흡기 환자나 감기에 잘 걸리는 사람에게는 탁월한 효과가 있다.

특히 공기청정기를 만들 때도 필터링에 자죽염 덩어리를 넣어 흡착시키거나 정기적으로 자죽염을 교체하여 제작한다면 공기정화 기능이나 역할이 한층 업그레이드 될 것이며 좋은 공기, 건강한 공기를 더 발생할 수 있을 것이다.

활성산소를 몸 밖으로 배출시키는 데는 자죽염을 소금대신 식생활에 활용하여 매일 사용하고, 특히 비타민C가 많이 들어 있는 녹·황색 과일과 채소에 자죽염으로 간을 맞춰 식생활을 개선하는 것이다.

건강한 물과 공기가
결국 살아 있는 자죽염을 만든다

앞에서 설명한대로 죽염을 한 단계 진화시킨 자줏빛 물질인 자죽염은 건강한 물과 공기가 있어야만 살아 숨 쉬는 최상의 자죽염을 만들 수 있다는 결론에 도달한다.

자죽염도 자동차와 같이 흡입, 압축, 팽창, 배기의 4단계로 이루어질 때 만들어진다. 깨끗한 물에서 만들어진 천일염으로 대나무에 다져 불을 지필 때 공기의 흡입이 필요하고, 소나무 장작과 대나무가 연소될 때 압축과 팽창이 이루어져 완전 연소과정을 통해 배기되기 때문이다.

8번 구울 때 깨끗한 감탄수는 필수적이다. 따라서 깨끗한 물, 건강한 공기와 살아 있는 소금이 갖추어졌을 때 품질 좋은 자줏빛 죽염이 만들어진다는 것이다.

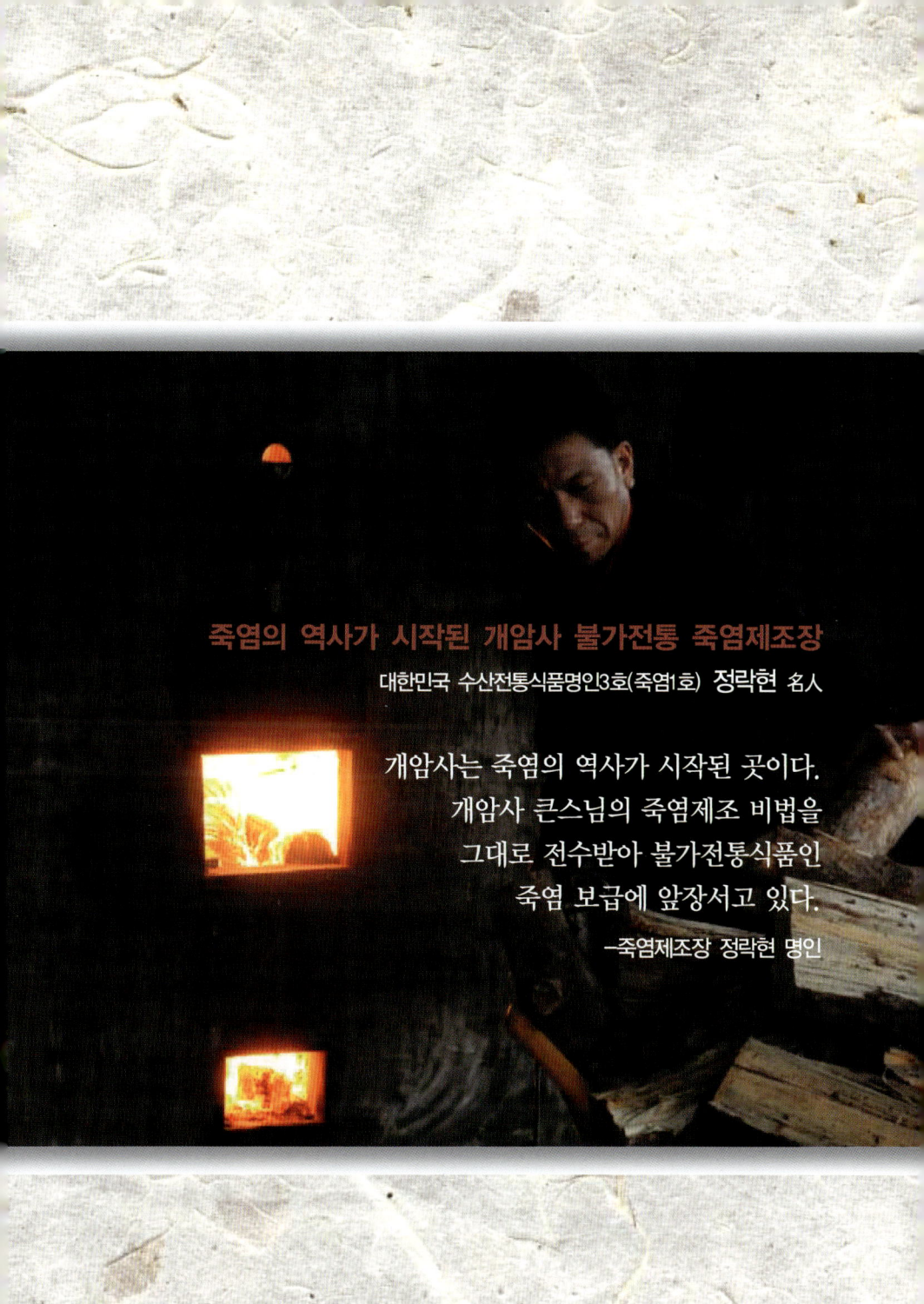

죽염의 역사가 시작된 개암사 불가전통 죽염제조장
대한민국 수산전통식품명인3호(죽염1호) 정락현 名人

개암사는 죽염의 역사가 시작된 곳이다.
개암사 큰스님의 죽염제조 비법을
그대로 전수받아 불가전통식품인
죽염 보급에 앞장서고 있다.

-죽염제조장 정락현 명인

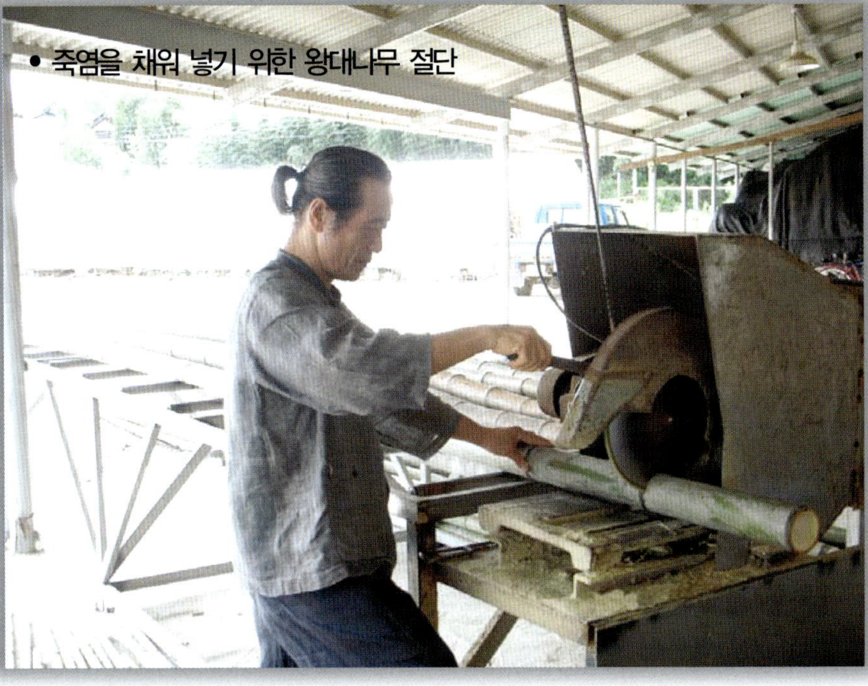

- 죽염을 채워 넣기 위한 왕대나무 절단

- 소금을 대나무에 다지는 장면(1~8회)

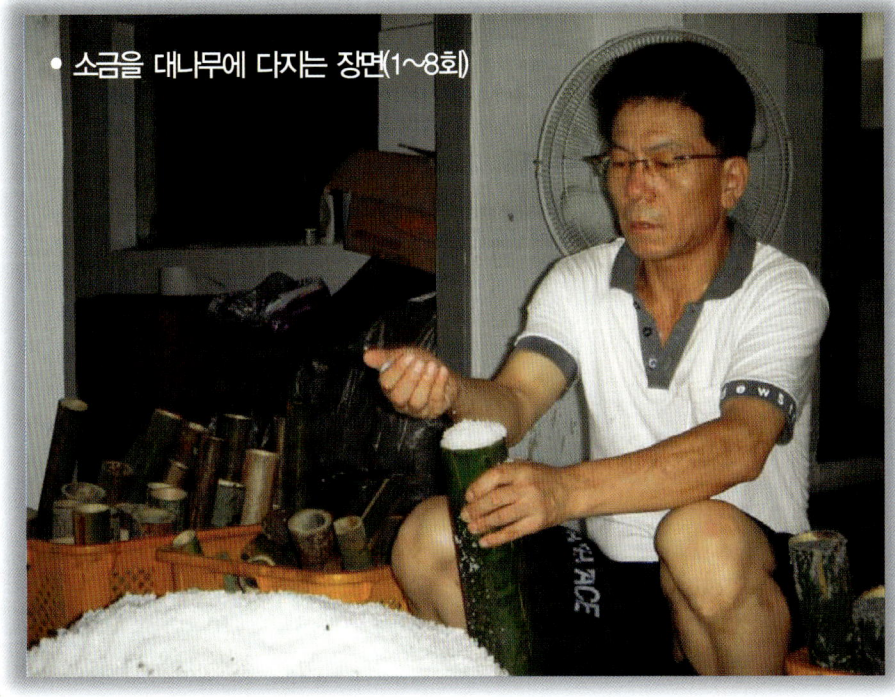

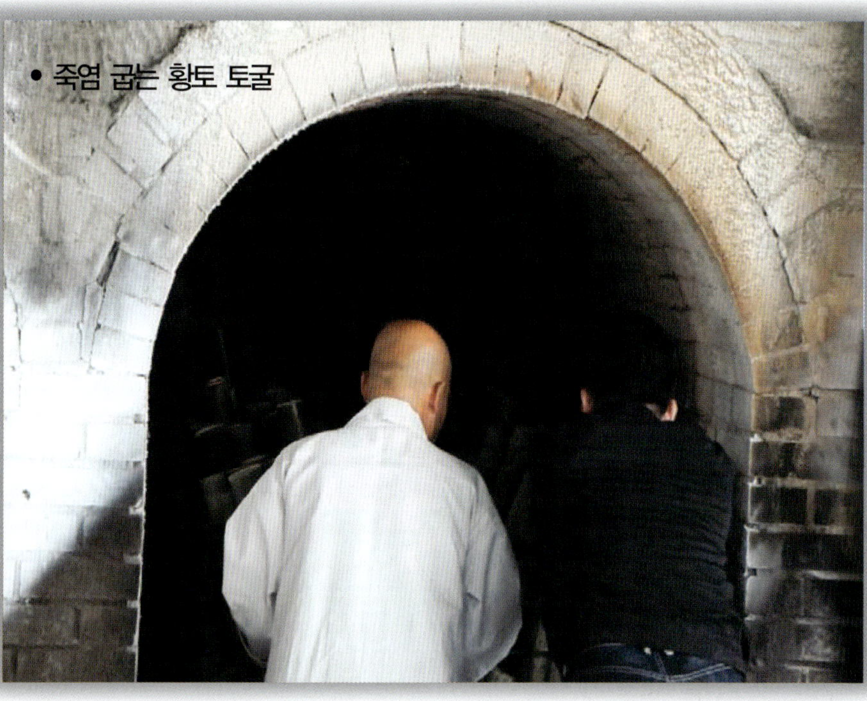

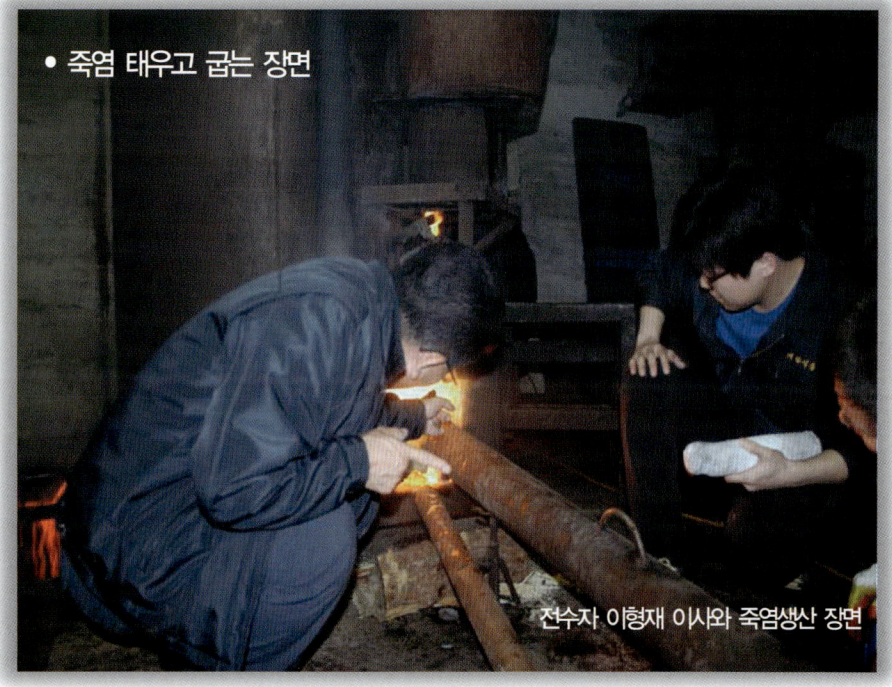

• 죽염 굽는 황토 토굴

• 죽염 태우고 굽는 장면

전수자 이형재 이사와 죽염생산 장면

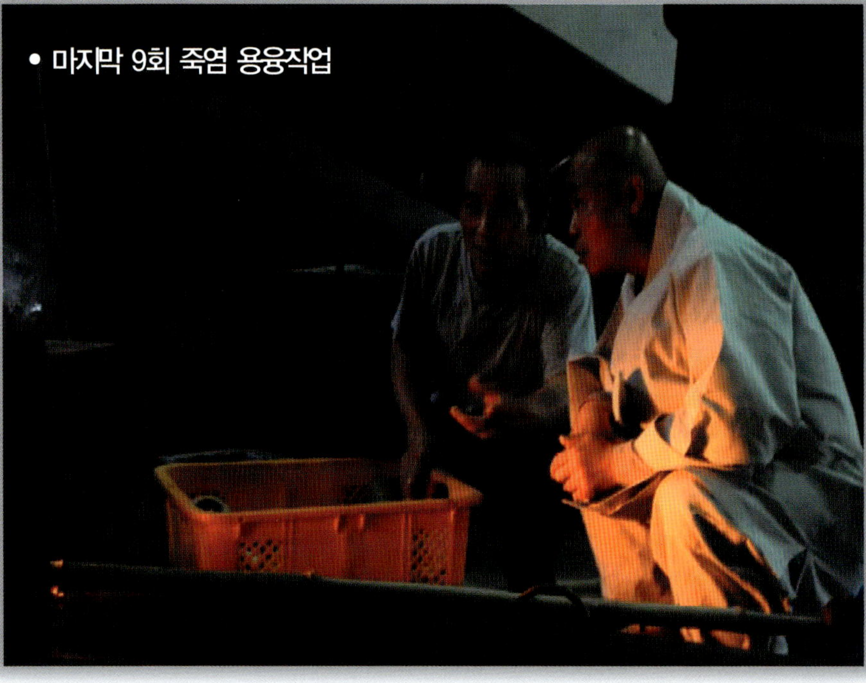

● 마지막 9회 죽염 용융작업

● 마지막 9회 죽염 완성 용융작업

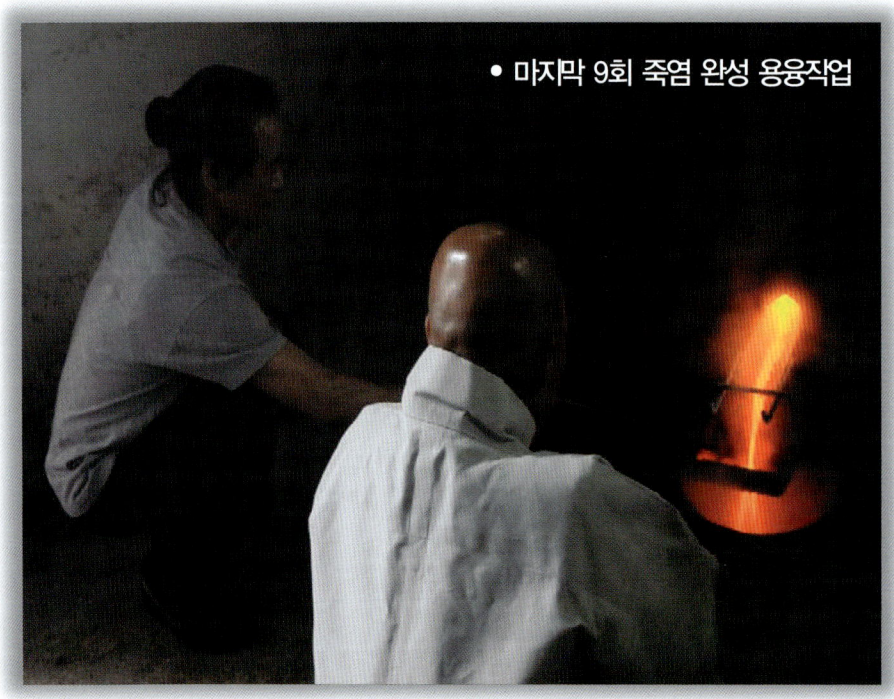

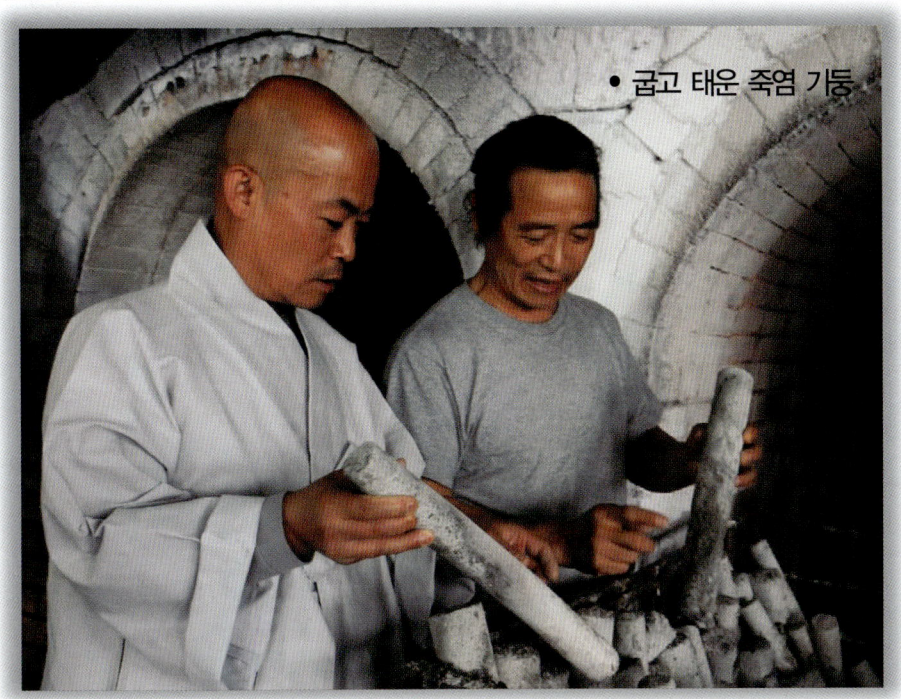

● 굽고 태운 죽염 기둥

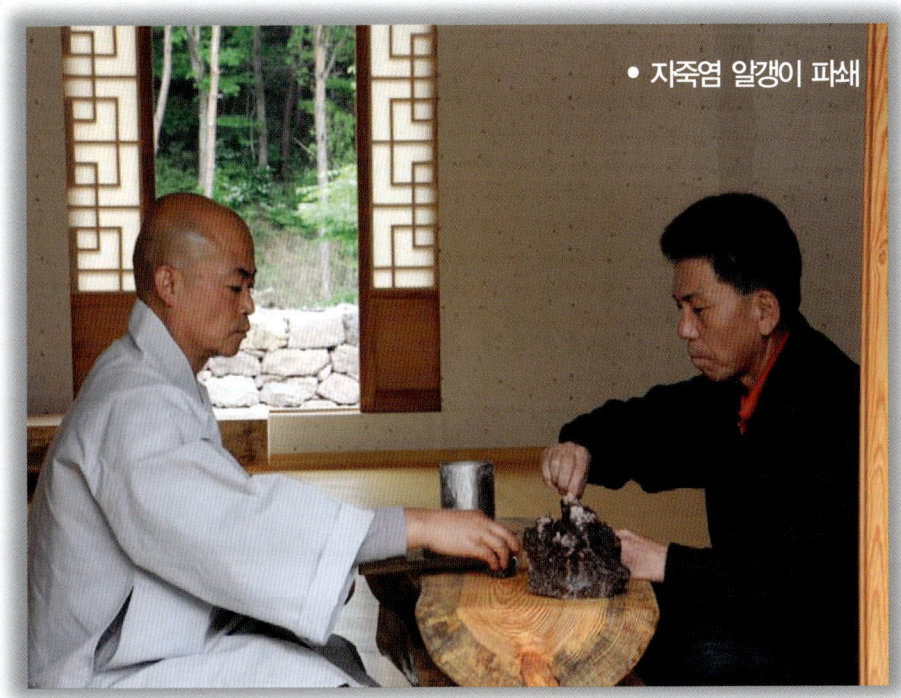

● 자죽염 알갱이 파쇄

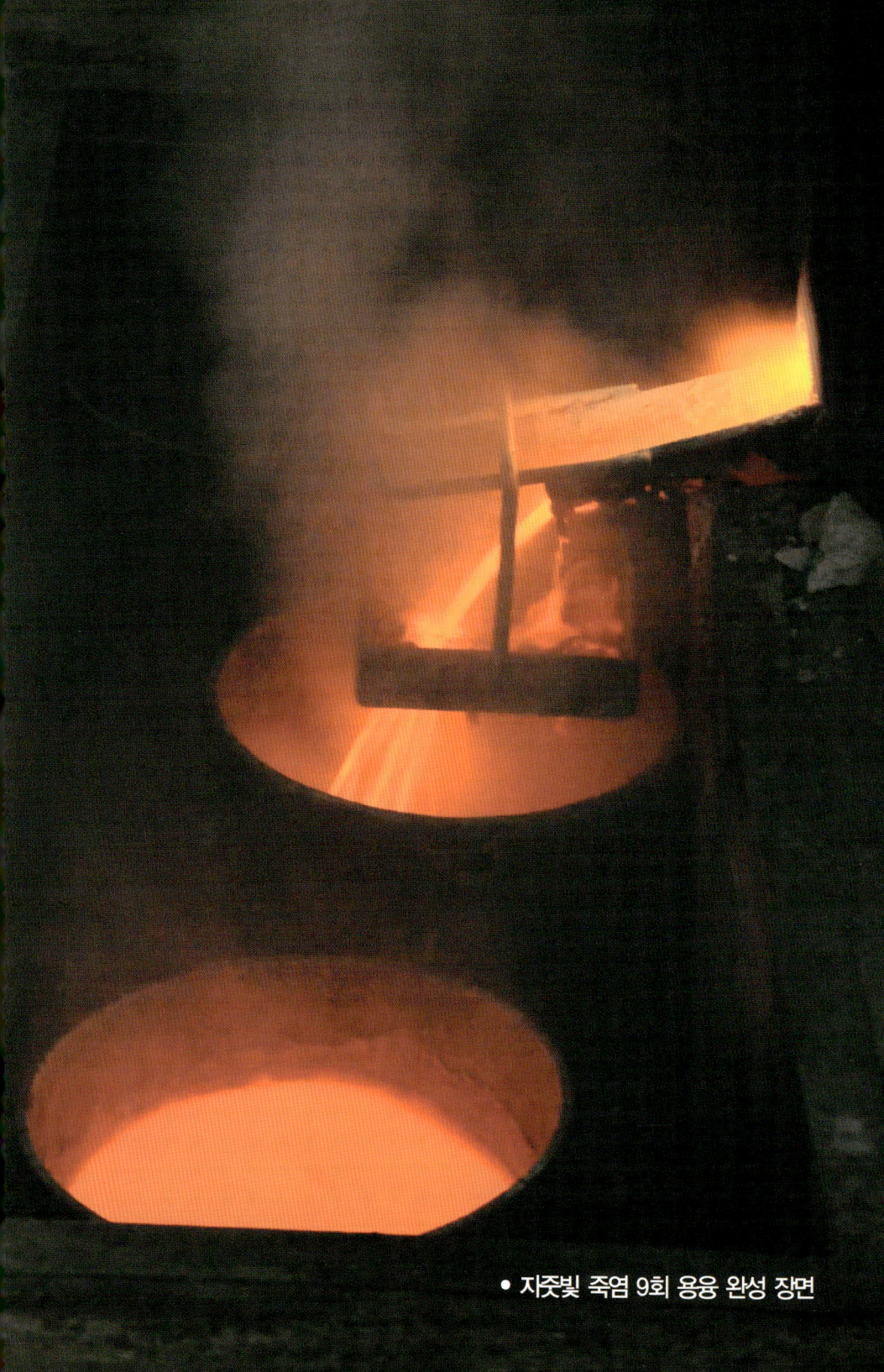

● 자줏빛 죽염 9회 용융 완성 장면

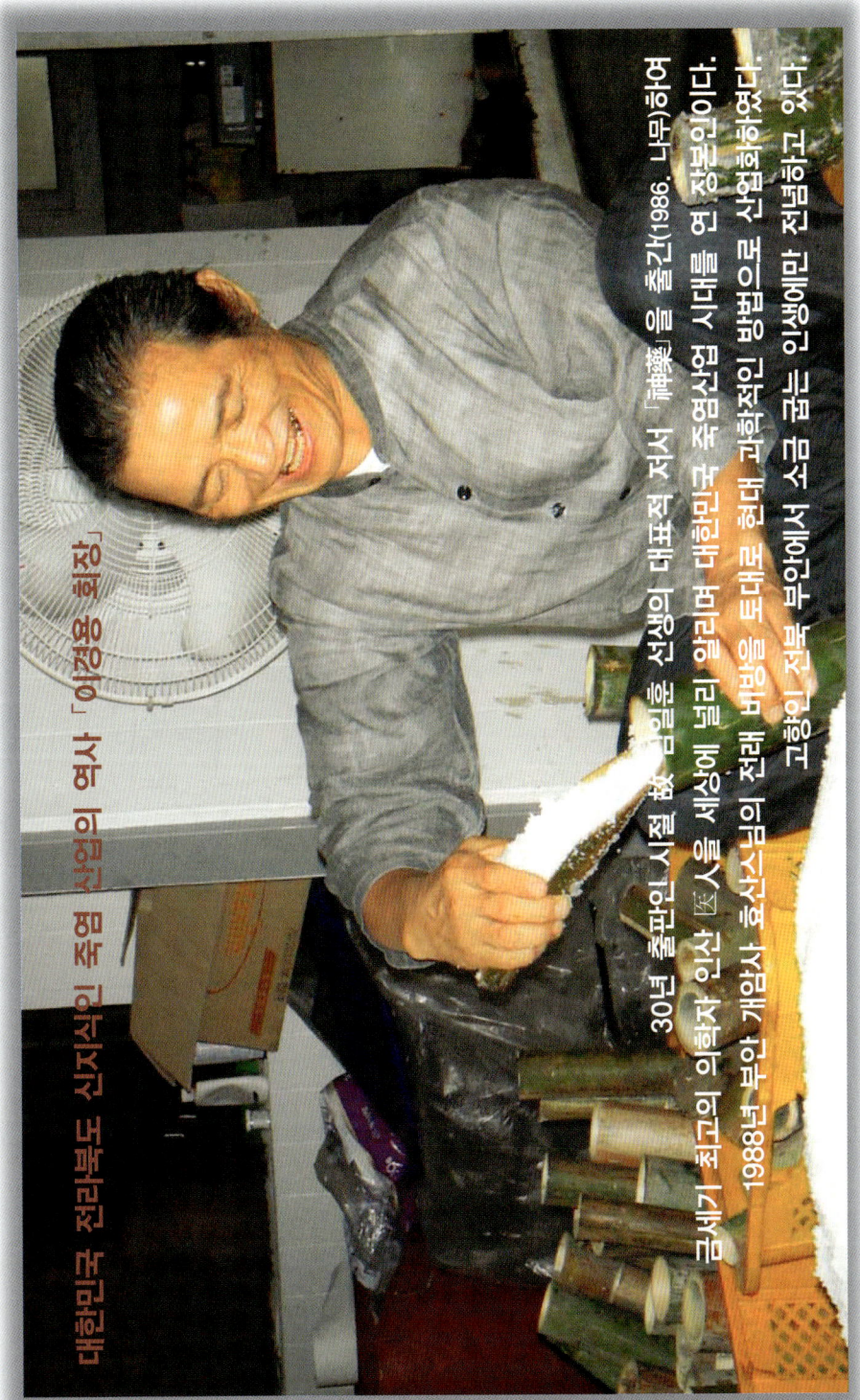

대한민국 전라북도 신지식인 죽염산업의 역사 「이경용 회장」

30년 죽돌판인 시절 故 김일훈 선생의 대표적 저서 「神藥」을 졸간(1986. 나무)하여 금세기 최고의 의학자 인산 醫人 선생을 세상에 널리 알리며 대한민국 죽염산업 시대를 연 장본인이다. 1988년 부안 개암사 윤선스님의 옛전래 비방을 토대로 현대 과학적인 방법으로 산업화하였다. 고향인 전북 부안에서 소금 굽는 인생에만 전념하고 있다.

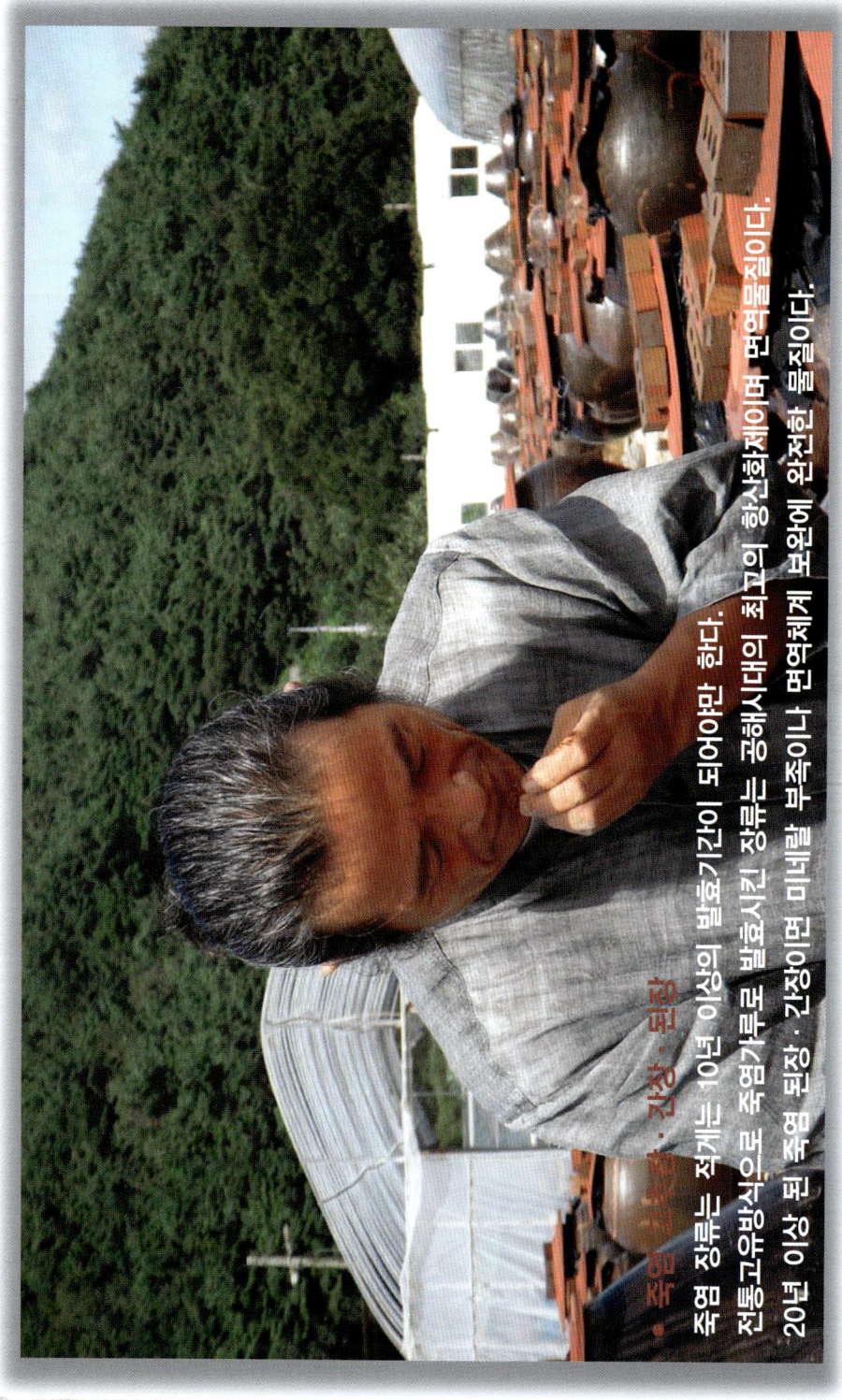

죽염 장흥무·김은종·간장·된장

죽염 장류는 적게는 10년 이상의 발효기간이 되어야만 한다.
전통고유방식으로 죽염가루로 발효시킨 장류는 공해시대의 항산화제이며 면역물질이다.
20년 이상 된 죽염 된장·간장이면 미네랄 부족이나 면역체계 보완에 완전한 물질이다.

2장
소금과 숯

소금은 일명 식염(食鹽)이라고도 하며 화학명은 염화나트륨이다. 나트륨과 염소의 화합물로서 조미, 염장 등의 일상생활과 공업 방면에서 사용된다. 천연으로는 암염(岩鹽)이 다량 산출되며, 함호(鹹湖)·염정(鹽井) 등에는 용해하여 존재한다. 또 바닷물에는 3% 가까운 염분이 함유되어 있다. 암염은 굴삭하거나 물을 주입하여 녹여서 염수로 퍼올려 그대로 또는 끓여서 재제염(再製鹽)으로 채취하는데, 외국에서 널리 시행되고 있다.

함호인 경우는 함수를 천일 결정시켜 채염하는데 이것은 그레이트솔트호(미국), 맥레오드호·레프로이호(오스트레일리아) 등에서 볼 수 있다. 바닷물을 원료로 하는 경우에는 천일제염법에 의하여 채염하며, 아시아 여러 나라의 연안, 홍해·지중해 연안, 북아메리카·멕시코 서부·오스트레일리아 연안에서 볼 수 있다.

어떤 선인의 말씀을 빌리면 소금은 지구에 생명이 잉태되기 전에 지구의 생명을 생성시키기 위해 미리 준비된 생명의 원소라고 한다. 지구에 흙이 생기기 전에 돌 내부의 고열과 외부의 극냉으로 인하여 습도가 수기(水氣)로 변하면서 3만 6천년을 끓으면 소금이라는 것이 생긴다고 한다.

좀 더 구체적으로 말하면 지구 내부의 불속에서 일어나는 고열의 맛은 쓴맛이라 한다. 고열의 쓴맛이 자꾸 스며 나와 물속에 스며들고, 그 물의 쓴맛은 모든 철분을 끌어 당겨 함유하게 되고 고열 속에서 철분은 백금성분으로 변하게 되고, 이 백금성분이 다량으로 생길 때 소금이라는 물질이 생겨 염분이 생기게 되고 산소도 여기서부터 생기기 시작했다고 한다. 이러한 소금의 생성을 이야기하는 것은 이 지구상에 생명이 생성되기 전에 이미 지구는 생명을 생성시키기 위한 준비로서 생명의 원소인 소금을 준비했다는 것을 추론해 볼 수 있기 때문이다.

폴란드는 700년 동안 암염을 채취한 폐광 135m 지하 속을 소금 요양원으로 사용하고 있는데 이것은 소금 속에서 생성되는 산소 속의 풍부한 음이온 등의 치료효과를 이용하기 위한 것이라고 한다. 이처럼 소금은 인체를 숨 쉬게 하는 산소이기도 한 생명의 물질이다.

오늘날 소금이 해로우며 만병의 근원이라는 잘못된 인식을 갖게 된 것은 소금이 단순히 짠맛을 내는 물질이라고 잘못 생각하고 있기 때문이며, 인간을 비롯한 모든 생명들을 생육시키기 위한 준비된, 생명의 원소인 소금과 지구 생명들과의 관계를 잘 이해하지 못한데서 나온 위험한 인식 탓이다.

어떤 누구도 먹지 않고는 살 수 없고 어떤 것으로도 대신할 수 없는 좋은 소금은 바닷물에서 얻어지는 것이다. 무한한 생명에너지를 간직한 지구 생명들의 에너지원인 바다에서 나는 좋은 소금은 모든 지구 생명의 근간이 되는 것이다.

이러한 우주생명에너지를 담은 소금이 인체 체액 속에 녹아서 체액의 안정과 효소활동 및 에너지활동을 포함한 생체 모든 생명활동에 관여하며 인간 유전자 코드가 작동하게 되는 생명의 사령탑으로서의 역할도 한다고 한다.

이러한 바다와 생명과의 관계를 잘 나타내는 것으로 바로 바닷물 성분의 구성비와 우리 몸의 70% 정도를 차지하는 인체 체액성분의 구성비가 꼭 같다는 것이다. 다만 그 농도에 있어서 인체 체액은 0.9%이고 바닷물은 그것의 4배인 3.5%의 농도라고 한다.

지구상의 모든 생명체가 2~3%의 소금용액에서 발생되고 유지될 수 있다는 진화론적인 원리의 근거로 인간이 바다 생물로부터 진화되었다는 이론도 있다. 또 단백질을 본체로 하는 생물체의 생리기능 조절에 좋은 소금은 절대적인 요소라는 것도 과학적으로 입증되고 있다.

또 인간을 포함한 모든 생명들은 생명과 함께 자연치유력이라는 것을 가지고 태어나게 된다. 인간에게 있어서 이 자연치유력은 물과 좋은 소금과 효소를 충분히 먹어 주고 몸을 맑게 만들어주면 인체 스스로 손상된 것을 복원하고 자신을 유지해 가고 건강을 지켜나갈 수 있게 되어 있다. 이러한 인체 자연치유력을 충분히 활동하게 하는 원동력을 주는 것이 또한 좋은 소금의 기능이다.
결과적으로 죽염을 만들고 또 죽염을 진화시킨 자죽염을 만든 이유도 바로 여기에 있는 것이다.

동물에게 소금은 생리적으로 필요불가결한 것이다. 그 이유는 소금은 체내, 특히 체액에 존재하며, 삼투압의 유지라는 중요한 구실을 하고 있기 때문이다. 인간의 혈액 속에는 0.9%의 염분이 함유되어 있다. 소금의 나트륨은 체내에서 탄산과 결합하여 중탄산염이 되고, 혈액이나 그 밖의 체액의 알칼리성을 유지하는 구실을 한다. 또 인산과 결합한 것은 완충물질로서 체액의 산·알칼리의 평형을 유지시키는 구실을 한다.
참고적으로 자죽염은 pH 10~12 정도의 알칼리성 식품임이 밝혀졌다.

또 나트륨은 쓸개즙·이자액·장액 등 알칼리성의 소화액

성분이 된다. 만일 소금 섭취량이 부족하면 이들의 소화액 분비가 감소하여 식욕이 떨어진다. 또한 나트륨은 식물성 식품 속에 많은 칼륨과 항상 체내에서 균형을 유지하고 있다. 칼륨이 많고 나트륨이 적으면 생명이 위태롭게 되는 경우도 생긴다. 또 염소는 위액의 염산을 만들어주는 재료로서도 중요하다.

이상과 같이 염분이 결핍되면 단기적인 경우에는 소화액의 분비가 부족하게 되어 식욕감퇴가 일어나고, 장기적인 경우에는 전신 무력 · 권태 · 피로나 정신불안 등이 일어난다. 또 땀을 다량으로 흘려 급격히 소금을 상실하면 현기증 · 무욕 · 의식혼탁 · 탈력 등 육체적으로나 정신적으로도 뚜렷한 기능상실이 일어난다. 소금의 필요량은 노동의 종류, 기후 등에 따라서도 다르지만, 보통 성인에서는 하루 12~13g이다.
필자의 경우는 약 20여 년 전부터 하루 식사량을 제외한 죽염의 양을 하루 20g 정도를 꾸준히 먹어왔다.

소금은 인간에게 있어서 생명과 밀접한 관계가 있기 때문에 소금에 관한 여러 가지 전설이나 신앙이 생겼다. 또 소금은 흔히 초자연적인 힘을 가진다고 믿었다. 소금 생산에 있어서 여러 가지 의식이 행해지는 것은 결코 드문 일이 아니다. 라오스의 염정이 있는 지방에서는 매년 소금을 채취하기 전에 제사를 올리고 그 지역의 모든 제염 관계자가 모여 수호신으로부터 우물에 들어갈 허가를 얻는다. 돼지나 거북·물소 등 제사를 위해 바치는 동물도 해마다 달랐다. 또 소금은 사신(邪神)이나 마귀를 쫓는 힘이 있다고 가장 널리 믿어지고 있다.

한국에서는 나쁜 것을 쫓는데 소금을 뿌리는 습관이 있고, 타이에서는 출산 후 매일 소금과 물로 몸을 씻으면 악령으로부터 몸을 지킬 수 있다고 하며, 모로코에서는 어두운 곳을 다닐 때에 소금을 지니고 있으면 유령을 쫓을 수 있다고 한다. 스코틀랜드에서는 마녀가 들어와 술을 썩게 하는 것을 막기 위해서 당액(糖液)을 담은 통 위에 소금 한 줌을 던지는 습관이 있다. 이밖에 소금은 흔히 금기(禁忌)의 대상이 되기도 하였다. 예를 들면, 힌두교도 사이에서는 상중(喪中)에는 소금을 먹어서는 안 되고, 이집트의 사제(司祭)는 일생 동안 소금을 먹지 못하였다.

인도에서는 젊은 학생이 선생에게 가거나 젊은이들이 결혼하면 3일 동안 소금을 먹을 수 없다. 또 그리스도의 최후의 만찬을 그린 레오나르도다빈치의 그림에는 소금 단지가 쓰러져 있다.

소금이 가진 맛은 미각의 4원미(原味) 중의 짠맛을 대표하는 중요한 맛이다. 특히 소금은 모든 식품에 대하여 그것이 가지고 있는 맛을 더욱 돋우는 구실을 한다. 보통 요리할 때 조미하는 것을, 소금 맛을 뜻하는 '간 본다'고 하는 것도 그 때문이다. 그러나 짠맛의 맛있는 범위는, 국과 같은 액체인 것에서는 매우 좁아서 보통 0.8~1.2%이다. 국에서는 1%, 찌개에서는 2%가 짠맛의 기본이다. 짠맛은 온도가 높아지는데 따라 미각이 약해진다. 식은 요리가 짜게 느껴지는 것은 미각이 약하게 느껴지는 높은 온도에서 간을 맞추었기 때문에 식으면서 점차 짠맛이 강하게 느껴지게 되기 때문이다.

인간에게 소금은 생존상 없어서는 안 되는 것이었기 때문에 소금을 얻기 위한 노력은 아주 오래 전부터 이루어졌다. 원시시대에는 인간은 조수(鳥獸)나 물고기를 잡아 굶주림을 채웠던 것으로 추측된다. 초식동물은 식물 속에 함유된 미량의 염분을 몸속에서 농축하여 가지고 있으며, 육식동물은 초식동물을 잡아먹고 그 염분을 소금의 보급원으로 삼았다. 다시 그것을 인간이 먹는다는 순환을 되풀이 하였다.

그러나 인간이 농경생활을 하게 되고 언제 잡힐지도 모르는 동물을 쫓지 않고 농사지어 만든 식물을 양식으로 섭취하게 되자, 생리적 요구를 충족할 만한 소금을 보급하는 일이 어렵게 되고, 또한 식물 속에 함유된 칼륨을 많이 섭취하게 되었기 때문에 균형상 소금을 더욱더 필요하게 되었다. 그러기 위하여 인간은 따로 소금을 만들어 이것을 식품으로 할 필요가 생겼다. 그 결과 이미 선사시대에 소금이 산출되는 해안·염호나 암염이 있는 장소는 교역(交易)의 중심이 되고, 산간에 사는 수렵민이나 내륙의 농경민은 그들이 잡은 짐승이나 농산물을 소금과 교환하기 위하여 소금 산지에 모이게 되었다.

그 결과 유럽이나 아시아에서도 소금을 얻기 위한 교역로가 발달하였다. 그 중심지 가운데에는 소금을 만드는 집을 뜻하는 독일어의 할레(Halle)·할슈타트(Hallstatt)나 영어의 위치(-wich)가 붙은 드로이트위치(Droitwich)·낸트위치(Nantwich) 등의 지명으로 현재도 남아 있다.
미국의 솔트레이크시티(Salt Lake City)도 소금과 관련된 지명이다. 로마시대에는 소금이 관리나 군인에게 봉급으로 지불된 일이 있다. 봉급을 뜻하는 영어의 샐러리(salary)는 현물급여(現物給與)를 뜻하는 라틴어 살라리움에서 유래한다.

또, 고대 그리스 사람은 소금을 주고 노예를 샀으며, 옛날에는 소금을 얻기 위하여 가난한 사람들이 자기 딸을 판 예도 적지 않았다고 한다. 한편, 소금으로 큰돈을 번 도시도 있다. 6, 7세기까지 작은 어촌이었던 베네치아가 10세기 이후에 풍족한 해항도시(海港都市)로서 번영한 원인은 가까운 해안에서 산출되는 소금을 지중해 동쪽에 있는 여러 나라에 팔고, 그것으로 얻은 이국(異國)의 산물을 유럽에 팔아 큰 이익을 얻었기 때문이다. 소금은 옛날부터 육류의 부패를 방지하고, 인간의 건강과 정력을 유지하는 힘이 있는 것이라 하여 신비적인 의미가 부여되어 청정(淸淨)과 신성의 상징으로 여겨졌다.

고대 이집트에서는 미라를 만들 때에 시체를 소금물에 담갔고, 이스라엘 사람들은 토지를 비옥하게 하기 위하여 소금을 비료로 사용하였다. 또 그들은 인간의 생활에 중요한 소금을 신에게 바치고, 신에게 바치는 짐승의 고기는 짜게 하였다. 이런 풍습은 그리스 사람이나 로마 사람에게도 있었다. 그리고 소금이 물건의 부패를 방지하고, 물건을 불변으로 하는 힘이 있다고 하여 고대인은 소금을 변함없는 우정·성실·맹세의 상징으로 생각하였다. 성서의 '소금의 맹세'는 이런데서 생긴 것이다. 아랍인은 함께 소금을 먹은 사람을 친구로 여기는 풍속이 있다. 소금의 이러한 생활상의 중요성, 귀중성, 신성한 성질 때문에 그리스도는 하느님의 아들일 사람을 '땅의 소금'이라고 하였다.

원시시대에는 바닷물을 증발시켜서 채취하거나 해조(海藻)를 태워서 얻기도 하였는데, 사막의 오아시스에는 염분을 함유한 물이 솟아 나와 대상(隊商)은 그것에서 소금을 얻었다. 유럽에서는 철기시대부터 암염이 이용되고, 때로는 암염이 있는 곳에 물을 붓고 소금이 녹은 물을 증발시켜 소금을 채취한 일도 있다. 또, 사해(死海)나 솔트레이크와 같은 염호에서 얻은 조염(粗鹽)을 녹여 증발시키고 정제하여 소금을 얻었다.

동양의 문헌에서는 양(梁)의 도홍경(陶弘景)이 엮었다고 전해지는 《신농본초경(神農本草經)》에 의약 중의 하나로 기록되어 약물 중독의 해독제로 소개되어 있고, 그 밖에 BC 27세기 재상 숙사씨(宿沙氏)가 처음으로 바닷물을 끓여 소금을 채취하였다는 기록이 있다.

한국에서는 고려 이전의 소금에 대한 문헌은 매우 적다. 다만 《삼국지》〈위지동이전(魏志東夷傳)〉고구려조에 소금을 해안지방에서 운반해 왔다는 대목이 있을 뿐이다. 신라나 백제에서도 해안지방에서 소금을 얻었을 것으로 추측될 뿐이다. 고려시대에 들어와서는 도염원(都鹽院)을 두어 염분(鹽盆)을 국가에서 관장하여 직접 소금을 제조·판매하여 재정수입원으로 삼았으며, 충렬왕(忠烈王) 때 사유로 이관하였다가 다시 1309년(충선 1) 염정을 민부(民部)에 이관하고 유통부분에서는 중국의 입포매법(立鋪賣法)과 계구매법(計口賣法)을 모방하여 포(布)를 납부하게 하여 소금을 구입하게 하였다.

조선시대에는 연안의 주군마다 염장(鹽場)을 설치하여 관가에서 소금을 구워 백성들은 미포와 환물하였는데, 1411년(태종 11)에 염장역미법(鹽場易米法)을 폐지하였다. 어느 시대를 막론하고 소금은 국가의 중요한 재정 세원이었다. 그리고 궁가와 아문(衙門)경영의 소금은 일부 현물로 수납하고, 일반 민영은 세금을 과해왔다. 그 후 한말을 거쳐 일제강점기가 되자 소금은 완전히 전매제(專賣制)가 되었고, 1961년에 염전매법이 폐지되자 종전의 국유염전과 민영업계로 양분되었다.

소금은 삼투압이 강하므로 재료에 스며들기 쉽다. 또 삼투압 작용에 의해 생물체의 수분을 강하게 밖으로 빨아내는 작용이 있다. 배추를 소금으로 절이면 풀이 죽는 것도 이 때문이다. 이렇게 소금은 요리할 때 맛 이외에 각종 물리적인 작용을 식품에 미친다. 삼투압 외에 밀이나 어육(魚肉) 단백질에 대해서는 농도가 낮을 때에는 용해하도록, 농도가 높을 때에는 응고시키도록 작용한다. 또 소금은 단백질을 응고시키는 작용도 있다. 달걀요리에 소금을 쓰면 단단해지며, 생선살에 소금을 뿌리면 살이 단단해진다.

생선을 구울 때 소금을 뿌리면 덜 탄다. 소금에는 방부작용이 있지만, 농도를 12% 이상으로 하지 않으면 효과가 없으므로 주의해야 한다. 또 소금은 사과 등을 갈색으로 만드는 폴리페놀산화효소 등의 효소의 작용을 막아 갈변을 방지하거나 비타민 C의 공기산화(空氣酸化)를 방지하는 작용이 있다. 토란·문어·전복 등의 끈끈한 점액을 없애는 데도 소금이 유효하다.

짠맛은 신맛[酸味]을 더해주며 맛을 부드럽게 할 수 있다. 반대로 신맛이 강한 것은 소금을 치면 부드럽게 할 수도 있다. 그러나 소금은 단맛에 대해서는 단맛을 강화시키는 작용을 하는데 설탕량에 대하여 소금이 0.2%일 때 단맛이 최고가 된다. 단팥죽의 맛은 이러한 원리를 이용한 것이다.

사흘에 한 번 꼴은 소금이 해롭다고, 만병의 근원이라고, 소금을 적게 먹으라는 기사를 접할 수 있다. 그러나 그 사이사이에 소금이 건강을 유지해 가는데 꼭 필요한 생명의 물질이라는 글도 심심찮게 보이고 있다.
그렇다면 과연 소금은 먹어야 하는 것인지, 먹지 말아야 하는 것인지, 소금이란 정말 어떤 것인지, 단순한 짠맛을 내는 조미료에 불과한 것인지, 먹어야 한다면 어떤 것을 먹어야 할 것인지를 고민하게 된다.

결론부터 말한다면 소금이 해로운 것이 아니라 꽃소금이나 맛소금과 같은 자연을 벗어난 인공화학염이 인체 건강에 해로운 것이다.
이러한 인공화학염들이 바로 의사를 비롯해서 모든 식품영양학자들이 해롭다고 먹지 말라고 하는 나쁜 소금들이며, 이러한 화학염은 소금이라기보다 화학물질이라고 표현해야 맞는 말일 것이다.
'소금의 대가'로 불리는 일본 오사카대학의 무시야무니 교수는 식염조사연구회를 만들고 그 연구결과의 발표에서 "인공화학염은 사람을 서서히 죽게 만드는 살인 소금이다"

라는 극단적인 표현까지 사용하면서 화학염의 유해성을 밝힌 바 있다.

현대인들은 소금을 잘못 이해하고 있다. 소금을 단순히 짠맛만을 내는 조미료쯤으로 생각하는 것이 보편적인 이해 수준이다.

그러나 소금은 짠맛만을 내는 조미료에 그치지 않고 인간을 포함한 모든 생물들의 생성에 반드시 필요한 조화로운 미네랄을 포함한 물질이다.

결과적으로 소금과 죽염이 분명 다른 이유와 죽염 또한 자죽염과 다른 물질이라는 것을 자세히 설명할 것이다.

인체에 있어서 소금의 중요성, 자죽염의 탄생이 절실한 이유

바닷물 성분의 구성비와 같은 인체 체액 속에는 조화로운 미네랄을 포함한 염분의 농도가 항시 0.9%가 유지되어야 정상적인 인체 기능을 다 할 수 있다고 앞서 언급했다. 0.6% 이하가 되면 인체 생명활동에 꼭 필요한 주요생체원소가 현저히 감소되어 생체의 모든 장기의 세포들이 그 이온을 조절하는 기본 능력을 잃게 된다. 또 기초체력이 심하게 저하되어 남성의 경우 정력이 감퇴되고 정자가 힘이 없어 난자를 뚫지 못하는 등의 불임 원인이 될 수 있으며 심하면 성기능을 잃을 수도 있다고 한다.

또 0.2% 정도가 되면 인체가 치명적인 손상을 입게 되어 생명을 잃을 수도 있다고 한다.

아기가 엄마의 뱃속에서 생성될 때 신장이 가장 먼저 형성된다고 한다. 신장은 뇌와 뼈와 생식기능 등을 관장하는 장기이다. 엄마가 아기를 가졌을 때 인체 체액 속의 염분의 농도가 0.9%에 미치지 못할 경우 신장의 기능이 약해져서 뇌와 뼈와 생식기능이 약한 아기가 태어나게 되는 것이다. 이러한 사실들을 미루어 볼 때 좋은 소금의 섭취가 부족한 엄마에게서 태어난 아기가 허약하게 태어나는 것은 당연한 일일 것이다.

요즘 아이들이 허약한 것도 잘못된 화학염을 주로 먹고 있고, 좋은 소금도 해롭다고 그 양을 줄이려고 애쓰는 잘못된 식습관 탓이 적다고 말할 수 없다.

인체 세포들은 자연적이지 못한 화학적인 성분들을 잘 받아들이려 하지 않는다고 한다. 화학소금을 주로 먹고 소금 유해론으로 인하여 저염식을 하는 현대인들은 인체 염분의 농도가 0.3~0.5% 정도라 하는데 결코 건강하기를 바랄 수 없는 상태이다.

체액 속에 0.9%의 조화로운 염도가 부족한 부분은 당분으로 채워진다고 한다. 이로 인하여 당분이 많고 염분이 적은 모태에서 태어난 아기가 소아당뇨병을 가지고 태어날 수 있는 것이다.

그리고 소아당뇨를 가지고 태어나는 아이가 계속 성인 당뇨병으로 이어진다는 놀라운 임상보고가 있었다.

좋은 소금의 부족은 이처럼 엄청난 인체 손상과 질병의 원인이 되고 있음을 안다면 좋은 소금을 화학염과 같이 똑같이 취급하여 해롭다고 멀리하는 잘못된 인식은 하루빨리 바뀌어져야만 한다.

좋은 소금은 또 위액이나 췌장액의 원료가 되어 몸에 들어온 음식물을 녹이고 분해하는 소화작용을 돕고, 영양분을 삼투압 작용에 의해 혈관 내로 끌고 들어가는 한편, 피에 실려 혈관을 타고 돌아다니면서, 역시 삼투압의 힘을 유발하여 세포 곳곳에 영양을 공급해주는 흡수의 작용을 돕는다.

이렇게 세포가 영양을 공급받고 불필요한 노폐물을 내보내면, 소금은 세포가 배설하는 불순물 등을 끌어 모아 역시 삼투압의 힘에 의해 배설기관의 운동을 촉진시켜 대소변, 땀 등으로 끌어내는 청소부의 역할도 한다.

소변이나 땀의 맛이 짜고 독한 것은 이 때문이다.

이처럼 좋은 소금의 체내작용을 한마디로 요약하면 신진대사 촉진작용이다. 현대인들의 건강을 위협하고 있는 암, 고혈압, 당뇨병, 심장병, 뇌졸중 등 현대인들의 질병은 거의 신진대사에 장애를 일으켜 발생하는 질환들이며 소금은 이처럼 인체 신진대사를 촉진하는 역할을 한다는 것을 안다면 누구도 좋은 소금의 충분한 섭취에 이의를 제기하지 못할 것이다. 이러한 연유로 옛날부터 인간들은 경험적 지혜로써 자연에서 구한 소금을 생명의 원소로 귀히 여겨왔던 것이다.

옛날 러시아에서 봉건군주가 소금의 섭취량을 제한한 영토에서는 병자가 속출했다는 기록이 있으며, 소금이 산출되는 곳은 생명이 산출되는 곳이라 여겨 많은 사람들이 모여드는 교역의 중심지가 되었다고 한다.

이제는 소금에 대한 잘못된 인식에서 벗어나 소금을 바로 알고 어떤 소금을 먹어야 할지를 논해야 할 때이다.

짜게 먹기 때문에 일찍 죽고, 암이나 고혈압 등의 질병에 걸리는 것이 아니다. 에스키모인들은 물고기 등 원래 음식의 재료에 들어 있는 염분을 제외하고 소금을 거의 먹지 않는데도 평균 수명이 40세를 넘지 못한다고 한다. 반면 스웨덴, 스위스인들은 짠 것을 좋아하고 소금을 많이 섭취하는 데도 세계에서 장수하는 민족 중의 하나이다.

또 좋은 소금은 혈액을 맑게 하고, 물질의 운반이나 인체의 체온을 유지시켜주며, 혈당량과 삼투압과 pH를 조화롭게 조절해주는 등 인체 모든 생명활동에 관여한다. 이러한 좋은 소금의 부족은 인체의 60조에 이르는 세포를 정화시키고 세포를 건강하게 유지시키는 기능에 지장을 초래하며 모든 신경조직과 뇌세포조차도 약화시킨다.

먼 옛날부터 우리 조상들은 천일염과 같은 좋은 소금을 활용한 김치, 된장, 고추장 등 독특한 식생활 문화를 창조하여 발효물질들을 만들어 먹었다. 이러한 간장, 고추장, 된장에는 사람의 뇌에 영양을 주는 특수한 영양분이 많은 것으로 이미 과학적으로 입증된 바 있다. 현재 40대 이상의 사람들은 어렸을 때 거의 식생활 속에서 이러한 자연염으로 만든 김치, 된장, 간장, 고추장을 주로 먹는 식단 속에서 자란 사람들이다.

■ 자연염과 정제염의 성분 비교표

품명 \ 주요성분	유산칼슘 $CaSO_4$	유산마그네슘 $MgSO_4$	염화마그네슘 $MgCl_2$	염화칼륨 KCl	염화나트륨 $NaCl$
자 연 염	0.88	1.19	1.75	0.55	95.63
정 제 염	0.01	0.08	0.09	0.02	99.80

비록 먹을 것은 적었지만 좋은 소금으로 만든 짭짤한 음식들을 주로 먹고 성장기를 보낸 40대 이상의 사람들은 화학염을 주로 식생활 속에서 섭취하고, 고기를 많이 먹고 먹거리가 넘쳐나는 시대에서 자란 20대 30대의 세대보다 더 단단하고 더 건강한 체질들을 대부분 가지고 있다. 좋은 소금을 짭짤하게 먹고 자란 세대들의 경우 신경세포를 비롯한 모든 세포들이 단단하고 강하게 형성되었기 때문에 정신력

또한 강하다.

요즘 청소년들 중에서 30% 이상이 신경을 비롯한 정신병적인 요인을 가지고 있다는 보도가 있었는데, 이러한 현상도 좋은 소금의 부족으로 인한 모든 신경조직과 뇌세포의 약화로 인하여 초래되는 현상이 아니라고 결코 말할 수 없다.

요즘 현대인들이 넘쳐나는 음식과 영양을 섭취하면서 빈혈과 영양실조와 허약한 체질을 갖게 되고 몸이 냉해지면서 암을 비롯한 각종 질병에 노출되어 있는 것은 모든 질병의 원인으로 작용하게 되는 인공화학염의 지속적인 섭취와 소금 유해론이라는 잘못된 인식 때문에 생명의 원소인 좋은 소금의 섭취가 턱없이 부족하기 때문이라는 것을 이제는 알아야 한다.

또 대부분의 현대인들은 냄새 난다고 좋은 소금으로 만들어진 김치나 된장, 청국장 등 우리 민족의 오랜 민간의 약으로 작용해왔던 염장식품들을 멀리하고 짠 것이 해롭다고 단 것을 선호하는 입맛으로 바뀌고, 우리 조상들의 지혜의 음식들인 염장 발효식품들의 진가를 잊은 탓에, 비만해지고 허약체질을 면할 수 없는 체질로 변해가고 있다는 것도 이제는 알아야 한다.

자연도 소금을 필요로 한다

소금의 중요성은 이처럼 인체에만 국한되는 것이 아니다. 자연계의 현상과 인류문화사를 살펴보아도 알 수 있는 일이다.

지구상의 만물은 염성의 힘으로 화생하므로 봄에는 초목의 생성으로 대량의 염성이 소모된다. 봄에 소금, 간장 등이 싱거워지는 것도 자연이 자연을 유지해가기 위해서 염성을 빼앗아가기 때문이다. 봄에 나뭇잎이 필 시기가 임박하면 사람들도 밥맛이 떨어지고 몸이 노곤하고 피곤하며, 감기 몸살 등 잔병치레를 흔히 하는 것을 볼 수 있는데 이것도 결국 자연이 대량의 염성을 소모하기 때문이며 자연에게 염성을 빼앗기기 때문이다.

그러므로 만물이 생성하는 봄철에는 간장도 더 짜게 염도를 맞추어야 하고 인체도 자연에 빼앗기는 만큼의 염분을 더 섭취해 주어야 염분부족으로 인한 대사부족 현상으로 나타나는 피곤이나 인체가 허약해지는 것을 막을 수 있다. 나무도 봄나무는 꽃과 잎을 피우느라 자체내 염성을 대량 소모하므로 입추가 지나 완전히 염성을 회복하기 전까지는 나무가 견고하지 못하다.

인간뿐만 아니라 단 것을 좋아하는 담성이 강한 생물들은 대부분이 허약하고 질병이 잦으나 짠 것을 좋아하는 함성이 강한 생물들의 경우 보편적으로 무병장수한다고 한다. 초목 중에도 광나무는 염성이 강해서 죽은 뒤에도 몇 천 년을 썩지 않는 훌륭한 목재를 이루기 때문에 만리장성의 축조에 쓰였다고 하고, 가축 중에서도 집오리는 함성이 강하여 독극물을 먹어도 잘 죽지 않으며 질병에 걸려도 죽는 법이 거의 없다고 한다.

약초 중에서도 민들레는 맛이 짠데 함성이 강하므로 그 뿌리를 유종 등의 치료에 중요하게 쓰이고 있다.
소금은 이처럼 모든 인간을 포함한 모든 생명들의 부패를 방지하고 질병을 예방할 수 있는 가장 중요한 생명의 물질이다.

결국 모든 생물이 질병에 견뎌내고 부패되지 않는 것은 염성의 힘 때문이다. 소금기가 많은 곳에는 암도 없다고 한다. 그러므로 싱겁게 먹으라는 말은 소금의 본질적 기능을 정확히 파악하지 못한데서 나온 말이다.

Review Tip

빛과 소금

해마다 봄이 되면 소금이나 간장이 싱거워지는데 그것은 바로 식물들이 꽃과 잎을 피우느라고 땅위의 염분을 대량으로 빼앗아가기 때문이다.

봄철에 소금주머니를 땅에 두면 약 30% 정도의 염성이 날아간다고 한다. 그래서 옛날의 어머니들은 봄철에 장을 담그면 소금의 양을 평소보다 더 늘였던 것이다.

이러한 이유로 사람들도 봄이 되면 쉽게 피로해지고 나른해지며, 목재도 봄철에 자른 것들은 가을이나 겨울철에 자른 것보다 오래가지 못하고 쉽게 썩는다.

현대인들의 인체 역시 소금기(염성)가 부족하면 각종 공해로 인해 축적된 독을 이겨내는 내성이 약해 갖가지 질병을 초래하게 된다.

빛과 소금이라는 말처럼 음침한 곳에서는 생명이 죽게 되어 있어 그것을 살리는데 햇빛과 함께 필요로 한 것이 소금이었다.

우주를 하나의 생명체라고 볼 때 태양은 에네르기원이며 바다는 생명의 모체로서 빛과 소금이 결합해 생명을 살리는 길이 된다.

자연에서 벗어난 소금은 무엇이며 왜 해로운가?

현재 우리 식탁에서 주로 사용되고 있는 인공화학염이 자연에서 벗어난 소금이다. 이러한 소금들은 자연적인 물질이 아니라, 문명의 발달에 따라 각종 가공과 화학처리 기술의 발달에 편승하여, 깨끗하고 맛 좋은 소금을 만든다는 생각에서 만들어진 물질로서 오늘날의 소금 유해론을 가져오게 한 중대한 오류에서 탄생된 물질이다.

우리나라는 2008년 현재 연간 209만 톤 정도의 소금을 소비하고 있다. 그 중 30만 톤 정도의 천일염이 생산되고 있고 바다에서 이온수지막법으로 생산되는 화학소금 50만 톤 정도를 제외하면 나머지 대다수의 소금이 중국이나 호주 등에서 수입되고 있다.

이제까지의 소금의 수입과정을 살펴보면 식용과 공업용의 구분도 없고 별다른 엄격한 통관 절차도 없이 수입되고, 이렇게 수입된 소금을 소금회사에서 구입하여, 소금의 불순물을 제거시키고 깨끗하고 위생적인 소금을 생산하기 위해서 침전시키고, 이것의 수분을 증발시킨다. 이렇게 수입염을 침전시키고 수분을 증발시킨 것에서는 결정형성이 잘 안된다고 한다. 그래서 여기에 4~5%의 천일염을 첨가시켜야만 결정이 형성된다고 한다. 그 다음 뽀송뽀송하게 하기 위하여 화학처리를 하여 생산되고 이것이 우리 식탁에서 주로 사용되는 꽃소금인 정제염이며, 이것에 인공조미료를 붙여놓은 것이 맛소금이다.

■ 천일염 성분

원소 시료	Cu (%)	As (%)	P (%)	Si (%)	Pb (%)	GE (%)	Zn (%)
천일염	0.0001 이하	0.00001 이하	0.002 이하	0.013	0.00005 이하	0.00001 이하	0.0003 이하

원소 시료	Na (%)	Cl (%)	K (%)	Ca (%)	Mg (%)	Fe (%)	Mn (%)	S (%)
천일염	36.88	58.36	0.18	0.086	0.40	0.00073	0.0003	0.82

또 이온수지막법에 의해서 나트륨과 염소를 화학 반응시켜 바닷물에서 만들어낸 화학염도 식용으로 사용되고 있다.

이렇게 생산된 정제염이나 화학염은 엄밀히 말하면 식품이 아니라 일종의 화학물질이라 해야 할 것이다. 여기에는 99%의 염화나트륨만 존재할 뿐 자연염에 풍부한 미네랄도 불순물로 간주되어 거의 제거되어진 자연을 벗어난 화학물질이므로 소금의 본래 역할인 해독력과 대사기능을 돕는 등의 기능을 하지 못하고 오히려 인체 내에서 독성을 발휘하게 된다.

소금에는 나쁜 소금과 좋은 소금이 분명히 있음을 알아야 한다. 자연에서 벗어난 잘못된 소금의 지속적인 섭취로 인한 인체의 심각한 이상 현상들은 인체 어느 한곳에만 영향을 주는 것이 아니라 인체의 모든 생명활동에 지장을 초래하게 한다.

이쯤 되면 아무리 좋은 보약도 몸속에서 그 효능을 발휘하지 못하고 오히려 노폐물로 작용하게 되어 인체의 상태를 더욱 악화시키는 결과를 가져오게 된다.

좋은 소금은 인체의 이러한 부조화를 해결할 수 있는 물질이지만, 인공화학염인 잘못된 소금의 섭취는 인체의 건강을 유지하고자 노력한 인체 내의 생명활동과 자연치유력 자체의 힘을 떨어뜨리고 손상시킴으로써 인체는 급속히 그 기능을 상실하고, 나쁜 것이 몸에 들어와도 알지 못하여 반응하지 못하고 점점 감각이 무디어지는 콘크리트 체질로 변하게 되는 원인으로 작용한다.

이처럼 인체의 자연치유력이 손상되거나 망가진 몸에서는 본격적인 부패가 곳곳에서 일어나게 되고 급기야 암과 같은 병이 와도 느끼지 못하는 상태에서 병이 깊어 가게 되는 것이다. 하루빨리 우리의 음식들이 좀 잘못되었더라도 그것을 중화할 수 있고 해독할 수 있는, 마음 놓고 먹을 수 있는 좋은 소금을 만들어야 한다.

가장 큰 피해를 받는 것은 우리 아이들이다. 현재 서울에 살고 있는 10살 이하의 아이들 중 60%가 아토피와 같은 것을 앓고 소아당뇨와 소아암을 앓는 아이들도 늘어나고 있다고 한다. 아직도 그 심각성을 알지 못하고 아이들의 급식 속에 사용되고 있는 화학염들을 좋은 소금으로 바꾸지 않는다면 우리 아이들의 건강을 장담할 수 없다.

그러므로 잘못된 소금의 폐해는 인체를 썩고 병들게 하는 시작이요 끝이라고 말할 수 있다. 이러한 소금에 대한 중요성을 알고 바른 지식을 가지는 것은 건강과 생명을 지키는 데 너무나 중요한 일이다.

그러나 현대는 가공산업의 후유증으로 등장된 화학염을 먹고 살면서 자연에서 생겨난 자연염인 천일염까지 기피하는 경향이 있다.

그런데 이러한 생명의 물질인 소금이 제가치를 인정받지 못한 이유는 현대의 가공산업의 발달로 인해 위생만을 생각한 화학염이 우리 식탁을 차지한 이후부터이다.

위에서 언급한 것처럼 바닷물의 구성성분과 같은 인체의 체액 속에 다만 짠 것이 소금이라는 생각으로 위생만을 생각하여 각종 미네랄도 불순물로 간주되어 빠져 나가버린, 거의 염화나트륨($NaCl$)만으로 이루어진 인공화학염을 넣어 만든 음식들을 지속적으로 섭취한다는 것은 인체의 70%를 차지하고 있는 체액 속에서 독수로 작용되어 인체 모든 기능을 교란시키고 해를 주는 것은 당연한 일일 것이다.

좋은 소금은 자연을 벗어나지 않은 우리나라에서 생산되는 천일염과 같은 자연염이다. 이제는 소금 유해론을 말하고 있을 것이 아니라 어떤 소금을 먹어야 현대인들의 공해를 비롯해서 잘못된 음식물과 잘못된 생활습관과 과도한 스트레스 등으로 인하여 허물어져 가는 국민건강을 되돌릴 수 있을지를 논해야 할 때이다.

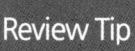

좋은 소금과 나쁜 소금의 구분법

정제염과 죽염을 구입해 봉지를 개봉 후, 4주 후 손으로 만져본다. 정제염은 찐득찐득해지거나 단단한 덩이로 되지만 죽염(자죽염)은 원래 그대로의 모습을 유지하고 있다. 찐득해지고 덩어리가 되는 이유는 정제염 속의 요오드 때문이다. 요오드는 휘발성이 강해 조금만 습하거나 열을 받거나 바람을 맞게 되면 날아가 버리기 때문에 이러한 현상이 생기는 것이다. 결국 정제염은 쉽게 변질되는 몸에 나쁜 소금이라는 이야기다. 인간은 본능적으로 독이나 입맛에 쓴 것은 뱉고 달고 약이 되는 것은 삼키게 되어 있다. 죽염이 명현현상은 없는 것은 아니지만 죽염을 입에 넣게 되면 타액이 분비되고 쉽게 넘길 수 있다. 몸이 좋은 소금을 자연스럽게 받아들이는 결과다. 결국 좋은 소금이다.

자연염은 어떤 것인가?

우리 국민들의 건강을 지켜 가는데 꼭 필요한 좋은 소금은 우리나라 서해안의 소중한 천연자원인 천일염전에서 생산되는 자연염인 천일염이다.

천일염은 소금의 원수인 해수를 소금밭에 유입시켜 햇볕과 바람 등에 의해서 건조시킨 것이다. 이렇게 생산된 천일염 속에도 물론 염화나트륨이 80% 이상 들어 있다. 그러나 염화나트륨이 단일품으로서는 독성이 강하나, 염화나트륨, 칼슘, 마그네슘, 칼륨, 코발트, 요오드, 망간, 아연 등 70~80여 종의 미량원소가 함유되어 있는 자연염인 천일염의 상태에서는 적절한 나트륨 양만 흡수하고 나머지 나트륨은 배출시키는 역할을 하여 오히려 약성을 발휘한다.

자연염과 인공화학염은 하늘과 땅처럼, 약과 독처럼 인체에서 그 기능이 다르다. 옛날 황금과 바꾸고 소금 때문에 전쟁을 일으키던 원소인 소금은 현재 현대인들이 주로 먹고 있는 거의 염화나트륨만으로 이루어져 있는 화학소금이 아니라 자연에서 채취한 자연염이었다.

예로부터 빛과 소금이라 불릴 만큼 중요한, 황금과 바꾸던 이러한 소금은 자연에서 채취된 우리나라 천일염과 같은 자연염을 말하는 것이다.

우리나라에서 생산되는 자연염인 천일염의 경우 갯벌에 황토흙을 다져놓고 소금밭을 만든 다음 소금의 원수인 바닷물을 유입시키고 태양에 수분을 증발시켜 수확된다.

이렇게 만들어진 갯벌의 염전에서는 미생물들의 동화작용이 활발하다. 바닷물이 증발되어 염도가 40% 정도가 되면 미생물들이 미네랄을 내어놓고 죽게 된다.

이처럼 갯벌염전에서 햇볕과 바닷바람에 의해 자연건조시켜 만들어진 우리나라 천일염 속에는 인체 생명활동에 꼭 필요한 미네랄이 세계 어느 곳에서 생산된 소금보다도 풍부하게 함유되어 있다.

갯벌은 수많은 미생물들이 활동하는 생명의 밭이다. 지구자연은 참으로 오묘하다. 식물들이 이산화탄소를 연료로 쓰고 인간에 필요한 산소를 내어놓은 것처럼 바닷물이 증발되는 과정에서 바다의 미생물들은 인간에게는 좋은 것은 내어놓고 해로운 것은 그들의 먹이로 먹어 버리고, 소금을 정화시키고 맛을 좋게 하는 등의 동화작용을 거치게 된다. 이러한 과정을 거쳐서 생산된 천일염은 인간 생명을 유지하는데 참으로 생명처럼 중요한 물질로 작용된다.

이렇게 수확된 우리나라 천일염은 왕성한 미생물들의 동화작용으로 미네랄의 보고라 할 만큼 많은 미네랄을 포함하고 있어 짠맛 이상의 영양으로서의 역할도 뛰어난 물질이다. 우리나라 천일염의 미네랄 함량이 세계 어떤 천일염보다 많은 이유에 대해서는 아직 잘 알려져 있지는 못하다.
그러나 고전에 따르면 지구 에너지 기운인 숙기, 살기, 생기 중 지구의 동방 생기가 우리나라 전 국토를 관통한다고 한다. 그러므로 이 땅에서 나는 모든 것들은 생물을 살릴 수 있는 약이 되며, 돌 하나까지도 약이 될 수 있는 땅이라고 고전에 기록되어 있다.
우리나라 땅속에 매장되어 있는 암석들 또한 신비한 약성을 지닌 암석들이 많은 것으로 알려지고 있다. 우리나라 염전은 서해안에 주로 위치하고 있는데 비에 녹아나고 강물 등의 하천에 녹아난 이러한 암석들의 약성이 서해안으로 밀려

나오기 때문에 미네랄의 함량이 높은 한 원인으로 본다.

이러한 천혜의 우리 천일염의 소금밭인 갯벌의 생성원리는 다른 나라 갯벌과는 다르다. 외국의 갯벌의 경우 저습지에 조수간만의 차가 생겨 조성된 것에 비해 우리나라 서해안 갯벌은 중국의 황하강과 양자강에서 실려 온 토사가 퇴적되고, 조수간만의 차이로 인해서 생성되었으므로 수많은 바다생물과 미생물이 살고 있는 소중한 생명의 보물창고이다. 이러한 풍족한 생명력을 지닌 갯벌의 염전에서 생산된 우리 천일염의 우수성은 아직 본격적으로 발굴되지 않은 우리나라의 소중한 천연자원이다.

전 세계 연간 소금 생산량은 3억 톤 정도인데 암염이 2/3이며 천일염이 1/3의 규모이다. 천일염의 생산규모가 가장 큰 나라는 호주와 멕시코 등이며 이들 나라의 대규모 염전에서는 해수를 염전에 가둔 후 1~2년에 한 번 트랙터 등으로 소금을 채취하기 때문에, 노동 집약적인 방식으로 생산하는 천일염에 비해 많은 양을 생산할 수 있고 가격도 상당히 저렴하다. 그러나 같은 천일염이라 해도 호주, 멕시코 등지에서 생산되는 천일염은 염도가 약 98~99%로 미네랄 성분이 거의 없다고 한다.

반면, 우리나라에서 생산되는 천일염은 위에서도 언급한 것처럼 미생물들이 풍부한 염전에서 생산되므로 세계 어느 곳에서 생산된 소금보다 미네랄이 풍부한 우수한 소금이다. 그러나 연간 30만 톤에 불과하며 세계 천일염 생산량의 1% 미만인 실정이다.

우리나라 염전과 천일염은 석유보다 더 귀한 자원이며, 태평양 바닷물이 마르지 않는 한 고갈되지 않을 우리의 소중한 천혜의 자원이다.

인공화학염을 먹는 나라가 우리나라뿐만 아니라 전 세계가 거의 잘못된 소금을 먹고 있음을 볼 때, 이러한 우리 천일염의 우수성을 입증해 내는 것은 우리 국민뿐 아니라 전 세계인들의 건강을 위한 길이 될 것이다.

또 세계 최고의 우리 천일염과 천일염을 원료로 한 죽염과 같은 우수한 물질을 입증하여 우리 국민은 물론 세계인들의 건강에도 기여하고 고려인삼처럼 국가를 대표하는 자랑스러운 명품으로 만들어가는 것이 우리 소금도 살리고 우리 국가가 천혜의 자원을 활용해가는 전략이 될 것으로 본다.

■ 죽염의 성분

성분 시료(회수)	Na(%)	Cl(%)	K(%)	Ca(%)	Mg(%)	Fe(%)	Ma(%)	Zn(%)
1	36.96	55.44	0.22	0.49	0.73	0.0054	0.0012	0.0001 이하
2	38.00	55.23	0.29	0.46	0.81	0.0056	0.0013	0.0001 이하
3	37.82	46.16	0.37	0.43	1.11	0.0058	0.0016	0.0022
4	36.18	53.42	0.40	0.42	0.98	0.0063	0.0019	0.0023
5	36.82	55.23	0.41	0.40	1.10	0.0068	0.0022	0.0028
6	36.34	52.26	0.44	0.41	1.11	0.0072	0.0024	0.0027
7	38.16	54.24	0.49	0.43	0.96	0.0081	0.0025	0.0065
8	36.26	50.45	0.52	0.45	0.83	0.0088	0.0026	0.0072
9	35.66	55.40	0.55	0.50	0.52	0.0093	0.0026	0.0085

성분 시료(회수)	Cu(%)	As(%)	P(%)	Si(%)	Pb(%)	Ge(%)	S(%)
1	0.0001 이하	0.00001 이하	0.01 이하	0.11	0.00005 이하	0.00001 이하	0.86
2	0.0001 이하	0.00001 이하	0.01 이하	0.11	0.00005 이하	0.00001 이하	0.75
3	0.0001 이하	0.00001 이하	0.01 이하	0.11	0.00005 이하	0.00001 이하	0.71
4	0.0001 이하	0.00001 이하	0.01 이하	0.11	0.00005 이하	0.00001 이하	0.66
5	0.0001 이하	0.00001 이하	0.01 이하	0.12	0.00005 이하	0.00001 이하	0.73
6	0.0001 이하	0.00001 이하	0.01 이하	0.13	0.00005 이하	0.00001 이하	0.60
7	0.0001 이하	0.00001 이하	0.01 이하	0.15	0.00005 이하	0.00001 이하	0.61
8	0.0001 이하	0.00001 이하	0.01 이하	0.27	0.00005 이하	0.00001 이하	0.48
9	0.0001 이하	0.00001 이하	0.01 이하	0.57	0.00005 이하	0.00001 이하	0.37

천일염의 문제점, 자죽염의 중요성

옛날 환경오염이 없었던 천일염의 경우 음식의 맛을 좋게 할 뿐 아니라 영양도 뛰어나서 미네랄 원소를 공급하는데 손색이 없을 만큼 좋은 소금이었다. 현재의 천일염의 생산지가 서해안에 집결되어 있다. 문제는 서해안으로 생활하수를 비롯해서 각종 화학물질이 흘러 들어오고 있고, 서해안 먼 바다에 하루 2천 톤 정도의 음식물 쓰레기가 투척되고 있고 이러한 투척이 2012년까지 계속될 것이라고 한다.

이러한 염전의 환경적인 오염도 문제이지만, 소금을 생산하는 생산지 바닥에 비닐장판을 깔고 소금을 생산한다는 문제점도 있다. 비닐장판을 깔고 소금을 생산할 경우 태양열에 녹아나지 않는 것이 없는데 비닐장판의 화학독이 소금에 흡수될 수밖에 없다. 하지만 더욱 심각한 문제는 원래 천일염을 생산하는 방식은 갯벌 위에 황토흙을 다져놓고 판을 만든 다음 바닷물을 가두어 태양열에 증발시키는 방식이었는데, 이렇게 만들어질 경우 소금 속의 독소들은 갯벌 속의 미생물들의 동화작용으로 제거되고 중화됨으로 인해서 맛과 품질이 뛰어난 최고의 소금을 수확할 수 있었다. 염전에 비닐장판을 깔고 소금을 수확할 경우 수확량은 늘어날 수 있으나 미생물의 동화작용이 빠지므로 장판염의 경우 생활하수와 화학독들이 포함된 바닷물을 말려서 먹는 꼴이 되는 것이다.

세계적인 명품소금으로 그 이름을 떨치고 있는 프랑스의 게랑드 소금은 지층이 점토질이 많아 염전 바닥을 만드는데 최적의 조건을 지니고 있으며 대서양의 온난한 기후, 풍부한 일조량, 적당한 바람 등이 어우러져 천일염 생산에 이상적인 기후조건을 지니고 있다. 또 오로지 태양열과 바람만으로 건조할 뿐 비닐장판을 깔고 소금을 채취하는 방법과는 전혀 다른 전통적인 장인적 방법에 의존에 생산하고 있다.

프랑스 서부 대서양을 접하고 있는 게랑드는 지역 이름으로서 2차 세계대전이 끝난 후 프랑스 정부가 관광지로 개발하던 중 천일염 생산지로서의 개발을 위해 관광개발을 포기하였다. 게랑드의 천일염은 천년이 넘도록 같은 방식으로 만들어 왔고 정부 주도의 개발바람을 막을 수 있었던 것은 바로 갯벌 염전과 염전업에 종사하는 사람들의 노력이 있었기 때문이다.

게랑드 지역은 연간 5만여 명이 찾는 염전을 이용한 에코투어리즘(Eco-tourism)의 성공사례로 꼽히고 있으며 이러한 성공은 단기간에 이루어진 것이 아니었다. 천년이 넘는 문화유산과 30여 년에 걸친 자연주의 운동에 의해 이루어진 것임을 기억해야 할 것이다.

게랑드 소금이 세계 어느 나라의 소금보다도 비싸게 팔리는 이유가 바로 여기에 있으며 환경오염으로부터 벗어나기 위한 생태자연학적인 노력이 가져온 결과물이라 할 수 있다.

이러한 생산방법에서의 일부 문제점들을 개선하기 위한 방법에 대한 고찰과 깨끗하고 영양이 풍부한 소금을 만들어 우리 국민들에게 공급할 수 있는 방법, 그리고 세계 최고의 성분을 함유한 우리의 소금을 알리고 보급할 수 있는 판로에 대한 종합적인 대책이 병행되어야 할 것이다.

이상과 같은 세계 최고의 우리 천일염을 퇴색시킬 수 있는 문제점들을 개선한다면 우리나라 천일염은 석유 못지않은 귀한 자원으로써 우리나라 국민들뿐만 아니라 세계인을 건강하게 만들어줄 중요한 먹을거리로 자리 잡을 것이다.

현재 우리나라도 천일염의 중요성을 이미 국가적인 차원에서 인식하고 천일염을 식용화하였고, 우리 천일염을 살릴 방도를 프랑스 게랑드 소금처럼 우리나라 전통적인 방법으로 소금을 생산하는 작업을 계획하고 있다. 우리나라 천일염에 대한 국가차원의 심도 깊은 연구와 개발도 동시에 이루어져야만 한다. 소금이 황금과 맞바꾸던 귀중한 소금으로서의 제자리를 잡을 때까지 국가차원에서 관리되고 연구되어져야만 한다.

소금전쟁,
자죽염이 전 세계 소금시장을 점유한다

우리가 소금을 유해한 물질이라고 생각하고 소홀히 하는 동안 일본을 비롯한 미국, 프랑스, 독일 등 세계는 소금이 생명과 인간 노화에 관여하는 물질이라는 것과 생명과 수명을 늘릴 수 있는 열쇠가 소금에 있다는 것을 눈치 채고 소금에 대한 높은 관심과 연구를 진행해 오고 있다.

프랑스나 폴란드 등의 나라에서는 소금을 전통 명품이라는 차원에서 보호하고 연구하고 육성하는 정책을 펴고 있으며, 독일도 잠시 동안의 잘못된 생각으로 소실된 갯벌을 복원하는데 많은 노력을 기울이고 있다. 가까운 일본의 경우 우리 소금의 우수성을 간파하고, 파는 회사가 아니라 사는 회사를 만들어서 세계 최고의 질을 자랑할 만큼 우수한 우리 천일염을 사가고 있다.

이스라엘의 경우 벌써 소금전쟁을 예견하고 세계 염전을 소리 없이 사들이고 있다고 한다.

소금의 중요성에 눈뜨게 되면서 어떤 것이 좋은 소금인지에 관심을 가지게 되었으며 우리나라 천일염의 우수성에 주목하는 눈길이 늘어나고 있다.

최고의 소금을 가진 우리나라에서 이 소금전쟁의 대열에 함께 하여 우리 소금의 우수성과 가치를 알리는 것은 당연한 일일 것이다.

소금전쟁이 수면에 떠오르기 전에 소금에 대한 과학적인 검증을 통해서 우리 소금의 차별화된 우수성에 대한 자료를 반드시 가지고 있어야만 한다.

따라서 우리 불가 고유의 민족 죽염이 게랑드 소금보다 훨씬 뛰어난 소금으로 확인된 이상 죽염산업은 국가차원에서 성장 발전시켜, 전 세계 최고의 경쟁력 있는 소금시장을 개척 발전시켜야 할 의무를 지니고 있는 것이다.

소금 유해론의 오해와 진실

소금 유해론은 정제에서 왔다. 소금 유해론은 20세기 초인 1904년 독일 출신의 한 의사가 "소금은 고혈압을 유발한다"는 가설로부터 출발했다고 한다. 그 뒤 현대의학에서는 소금을 과잉섭취하면 동맥경화를 유발한다거나 간과 위장에 부담을 주며 심지어는 위암의 원인이 짠 음식을 많이 먹기 때문이라는 학설들이 등장하게 되었다. 이처럼 소금을 적게 먹는 것이 현대인의 공통적인 상식처럼 되어 버린 것은 현대의학이 하루에 3g에서 많게는 10g 이상을 먹으면 많은 문제를 초래한다며 소금을 적대시한 결과라고 할 수 있다.

우리가 일상생활에서 섭취하고 있는 음식과 즐겨먹는 면

(麵) 속에 포함된 소금(염화나트륨)의 함량을 보면 3g이 훨씬 넘는다. 이렇다 보니 실제 생활에서 이 같은 기준은 성립되기가 매우 힘들다. 불순물을 제거하는 과정에서 인체에 필수적인 미네랄마저 제거해 버린 순수 염화나트륨을 식용소금으로 쓰고 있다는 사실이 소금에 대한 극단적인 거부감을 갖게 만드는 주범인 것이다.

여러 차례 언급했지만 소금은 미네랄의 보고(寶庫)이다. 미네랄은 사람 체중에서 차지하는 비율이 아주 미미하지만 체내에서 일으키는 역할은 막대하다. 이것이 결핍되면 발육불량, 비만, 불임 등을 초래하는 것은 물론 병에 대한 저항력을 약화시켜 생명유지에 지대한 영향을 불러온다.

미네랄을 이해하기 위해 다음의 내용은 대단히 중요한 포인트라고 생각된다.

- 미네랄의 가장 두드러진 작용은 생명활력과 직결되어 있다. 그래서 많은 학자들은 미네랄을 "성냥가치"에 비유하고 있다. 작아도 그 위력은 대단하다는 말이다.
- 미네랄의 가장 중요한 특징은 몸을 구성하는 재료이자 몸의 기능을 직접 조절한다.
- 우리 몸은 미네랄을 직접 생성하지 못한다. 이는 결국

외부 음식물에 의해서만 섭취해야 한다는 것이다.
- 미네랄은 상호균형이 무엇보다 중요하다.
- 미네랄은 직접 혹은 간접적으로 흙과 관련이 있다.
- 미네랄은 면역력, 항암효과, 수명의 연장과 직결된다.

소금에 대한 편견은 결국 생명력이 상실된 소금, 즉 '정제'에서 온 것이다.

109가지 화학원소 중 83가지가 금속이다. 일반적으로 알려진 바에 의하면, 중금속이 일단 체내에 진입하면 쉽게 배출되지 않고 몸속에 남아 독소를 형성한다. 그 가운데서도 수은, 납, 망간, 카드뮴 이 4가지 중금속은 남자들의 생식계통에 치명적인 해를 주게 된다.

예컨대 납의 체내 축적은 남성의 정자 수량 감소, 정자 기형률 증가, 활동력 감퇴 등 이상반응을 수반하게 된다. 또 수은중독의 가장 뚜렷한 증상은 성기능의 손상이다. 임상적인 표현에 의하면 발기불능과 함께 성욕이 현저하게 떨어지는 것이다. 치료를 거쳐도 이와 같은 현상은 상당기간 오래 지속된다.

소금 유해론의 가설은 고혈압에서부터 시작된 것이다. 그래서 사람들은 고혈압의 주범으로 소금을 떠올리게 되는 것이 보편화 되어 있다.

고혈압은 혈관 내의 노폐물이 배설되지 못해 피가 끈적끈적하게 됨으로써 피의 순환을 위해 더욱 많은 압력이 필요하게 되기 때문에 일어나는 병적인 현상이다. 따라서 고혈압을 근본적으로 치료하기 위해서는 혈압강하제와 같은 약을 쓰기보다는 혈관 내에 쌓인 노폐물을 제거하고 피를 맑게 하기 위해 무엇을 해야 하는가가 훨씬 중요하게 된다. 앞서 이야기한데로 소금은 바로 체내의 노폐물을 삭이고 외부로 배출하는데 탁월한 기능이 있다. 또한 피를 맑게 하고 부패를 막는데 탁월한 기능을 가지고 있다.

이런 점에서 볼 때 고혈압 환자에게는 소금의 섭취를 줄이는 것이 아니라 적당히 늘이는 것이 근본적인 치료법이 될 것이다. 물론 소금에는 물을 끌어당기는 힘이 있기 때문에 소금을 과다하게 섭취할 경우 혈압이 오를 수도 있다. 하지만 이것은 어디까지나 일시적인 현상일 뿐 고혈압의 근본원인은 아니다.

〈죽염 원료의 성질에 대한 연구〉를 보면 고혈압의 270가지 원인을 분석한 결과가 나타나 있는데 소금을 적게 먹는 것을 권장하지 말라고 한다.

소금을 적게 먹으면 체내의 칼슘, 칼륨의 부족으로 건강에 해롭다는 것이다. 또 일일 소금섭취량이 4g 미만으로 내려가면 노인들 같은 경우에는 위험해진다고 한다.

또 〈자연염을 먹으면 건강에 이롭다〉는 논문에서도 소금 유해론을 일축했다. 미국 뉴욕 코넬대학병원 의학센터 연구진의 연구에 따르면 미국 고혈압 환자수는 한국의 전체 인구보다 많은 5천만 명 정도가 되는데 그 중에서 30% 정도의 특수환자는 소금을 적게 먹어야 하지만 나머지 70%의 일반환자는 소금을 적게 먹으면 오히려 병세가 악화된다고 한다. 또한 카론박사(오리건주)를 중심으로 한 연구팀은 미국인 10,327명의 식생활과 건강상태를 연구한 결과 고혈압은 결코 염분의 과잉섭취에서 발생되는 것이 아니라 칼슘 섭취량의 부족 때문에 일어난다는 사실을 밝혀냈다. 혈압이 높은 사람은 혈압이 정상인 사람에 비해 19.6%나 칼슘 섭취량이 부족하다는 것이다.

결론적으로 말한다면, 소금이 고혈압을 유발한다는 것은 자연염과 정제염을 혼동하고, 소금의 본질적 속성인 그 효능을 잘못 이해한데서 기인한 편견적인 가설이지 실상이 아니다.

대나무숯의 신비와 효능

숯은 보통 참숯과 대나무숯으로 나뉘며 사용하는 곳에 따라 다양하게 만들어 쓰인다.
숯 하나로 건강하고 깨끗한 생활을 할 수 있는 몇 가지 긴요한 방법을 소개할까 한다.

첫째, 실내공기를 정화한다
숯은 악취를 흡착하고 습도를 자동으로 조절하여 실내공기를 정화시키고 쾌적하게 만들어준다. 대나무숯이 많이 들어 있는 죽염가루를 구석구석 놓아두면 된다.

둘째, 쌀통에 넣어둔다
숯 한 토막을 쌀통에 넣어보자. 쌀벌레 등 해충을 막아주고

좀이 스는 것을 방지해주어 쌀을 항상 청결하게 보관할 수 있다.
대나무숯을 함께 쓰면 더욱 좋다. 습기조절 효과까지 완벽하게 보완할 수 있는 것이다.

셋째, 서재에도 참숯과 대나무숯을 넣어둔다
장마철에 서재에는 눅눅한 특유의 냄새가 나고, 곰팡이가 피기 쉬운데 이때도 숯이 효과적이다. 대나무숯 죽염가루를 벽장이나 창고에 넣어두면 오래 보관할 수 있고, 서재 바닥엔 숯죽염을 깔아두면 몇 백 년 책을 보관할 수 있다.

넷째, 밥할 때 넣는다
숯 한 토막을 쌀 위에 넣고 밥을 지으면 쌀이 잘 부풀고 밥맛도 좋다.
특히 대나무숯은 쌀에 남아 있는 잔류 농약과 냄새를 빨아들이고 오래된 쌀의 누런빛도 없애준다.
특히 죽염가루를 2g 정도(5공기 분량) 넣고 밥을 하면 맛이 아주 좋아지고 입맛이 당긴다. 최고의 건강밥상이 되는 셈이다.
식사를 통해 건강을 지키고 행복하게 살아갈 수 있는 쉬운 지혜이다.

다섯째, 빨래를 더욱 하얗게 해준다
합성세제대신 깨끗하게 씻어 잘 말린 백탄 2덩이 정도를 넣어 세탁하면 표백효과뿐 아니라 음이온이 발생하여 정전기를 방지하고 촉감이 부드러워진다.
행굴 때 천일염 한 주먹을 넣어주면 더욱 하얗고 항균작용까지 그만이다. 죽염가루는 비싸니까 먹고, 바르고, 간 맞춤으로 사용하는 것이 좋지 않을까 싶다.

여섯째, 라면 끓일 때 넣는다. 국수도 마찬가지다
라면이나 국수 끓일 때 숯 한 덩이와 함께 넣어 끓이면 맛이 다르다. 특히 라면스프는 반만 넣고 죽염가루를 넣어 간 맞춤한다.
라면과 국수 면발이 쫄깃쫄깃하고 맛과 향이 뛰어나 살이 찌지 않고 면발을 즐길 수 있다.
반드시 실천하길 바라며 본인은 라면스프를 전혀 넣지 않고 죽염가루만 넣은 라면을 20년째 즐겨 먹고 있다.

일곱 번째, 신발의 냄새와 습기를 제거한다
옷장, 욕실, 신발장, 싱크대, 냉장고 등의 습기와 악취를 잡는 데는 대나무숯만한 게 없다. 숯이 가진 에너지가 중금속을 제거하고, 악취를 없애기 때문이다.

냉장고에는 자죽염 덩어리를 넣어두면 음식물이 항상 신선하고 살아 있다. 침대 밑에 자죽염 덩어리를 깔아놓고 생활하는 난치병 환자들이 많은 이유를 생각해 봐야 할 것이다. 방과 거실에 숯을 숨겨두어 건강한 생활을 하는 쉬운 지혜가 바로 여기에 있다.

여덟 번째, 재떨이의 냄새를 제거한다
담배를 피우고 나면 공기 중에 퍼진 냄새는 환기를 시키면 되지만 재떨이에서 나는 냄새는 실내공기를 탁하게 하고 오염된다.
이럴 때는 잘게 부순 숯가루를 넣어 보면 악취가 금방 사라진다. 흡연 애호가들이 대나무숯에 아홉 번 구운 죽염을 많이 복용하고 죽염수를 많이 이용하는 것은 냄새와 중금속을 제거하기 위함이다. 몸 안의 독소를 제거하는 데도 최고인 것이다.
흡연 욕구를 감소시키는 데도 죽염숯가루가 효과가 뛰어나다는 임상실험 효과가 한의과대학원에서도 발표된 바 있다.

아홉 번째, 숯을 수족관이나 화병에도 써라
수족관에도 숯이나 목초액을 넣어주면 물이 깨끗하게 유지되며 물고기가 죽지 않는다. 숯의 원적외선이 물의 분자집

단을 작게 만들어 산소를 많이 발생시키기 때문이다. 식물에도 목초액을 뿌려주면 싱싱하게 잘 자라는 이유를 보라. 무좀에도 목초액을 바르고 죽염숯가루를 물에 개어 바르면 쉽게 낫는 이유가 간단하게 이해될 것이다.

마지막 열 번째, 숯은 장수의 열쇠다
요즘에는 숯가루를 정제해서 먹는 식용 숯이 시중에 나와 있지만 특히 대나무숯가루나 뽕나무숯, 참나무숯을 완전 연소되게끔 잘 구워낸 숯은 만병을 다스려 생명을 연장시키는 장수물질임에 망설일 이유가 없다.
특히 아홉 번을 대나무숯에 완성시킨 죽염숯가루는 공기, 물, 소금과 함께 4大 생명 필수 물질인 것이다.
특히 지긋지긋한 아토피 피부염에는 숯죽염가루를 1:1로 섞어 물에 개어 바르고 하루에 여러 번 조금씩 먹으면 된다. 6개월 이상 실천하면 반드시 해결된다. 체내 독소가 빠지면서 면역력이 복원되어 원래의 세포기능을 찾게 되는 것이다.
숯 먹는 동물 중에서 원숭이가 정력이 세고, 왜 장수하는가를 보면 간단하다.
아프리카의 붉은 콜롬부스 원숭이가 숯을 먹는 장면을 TV 동물농장에서 소개한 적이 있는데 지구상 동물 중에서 번

식률이 가장 높고, 주로 초식에 의존하는 붉은 원숭이들은 식물 잎사귀 등에 포함된 유해한 화학물질을 해독하기 위해 숯을 먹는다는 연구결과도 함께 발표되었던 적이 있다. 따라서 숯을 안 먹는 사람은 원숭이만도 못하다는 말을 들을 수 있지 않을까 싶다. 또 약 30여 년 전 시골에서 살 때 기억해 보면, 세상 살기 싫다고 농약 먹고 음독자살을 시도한 사람을 살린 기억이 있는데, 숯가루 한 주먹을 먹이고 기적같이 살려낸 기억이 지금도 생생하다.

이처럼 숯은 인간생명을 살리는 중대한 민중의 약이요, 생명을 장수시키는 우리 선조의 지혜가 담긴 지구상에서 가장 뛰어난 신물질인 것이다.

3장
죽염의 신물질 자줏빛 죽염

과거 한국에서나 유럽에서는 급료(給料)를 소금으로 지불했다는 기록에서도 알 수 있듯이 인간 생활에 있어 소금은 매우 중요한 위치를 차지하고 인류의 역사는 소금과 함께 해왔다고 해도 과언이 아닐 것이다.

지금도 아프리카나 남미의 오지(奧地)에 문명을 전달하는 매개체 역할도 소금장수가 하고 있다. 이렇듯 우리 생활에 있어 불가결한 요소인 소금은 바다가 오염되지 않았던 시절에는 염화나트륨과 함께 함유된 몸에 유익한 여러 가지 미네랄 성분이 함유되어 있었고, 유해한 불순물은 거의 함유되지 않았다.

그러나 산업발달과 더불어 바다가 중금속 등에 오염됨으로써 인체 건강에 좋지 않은 불순물들이 상당량 함유되어 그대로 식용할 경우 인체에 나쁜 영향을 미칠 수 있을 만큼 심각한 수준에 이르게 되었다.

한편, 우리의 옛 조상들은 이러한 사실을 예견이나 한 듯 생활의 지혜를 발휘하여 소금(천일염)을 대나무통 속에 넣어 구워낸 "잿빛보물소금"인 "죽염"을 개발, 사용함으로써 건강을 유지하는 중요한 수단으로 삼았다. 죽염은 천일염을 고온에서 여러 번 가열함으로써 몸에 유해한 성분들을 제거한다는 측면에서 중요한 의미를 갖는다.

■ 대나무, 소나무 성분

성분 시료	SiO2 (%)	C (%)	H (%)	S (%)	O (%)	N (%)	Kcal/Kg
대 나 무	48.0	31.63	2.78	0.05	15.04	0.25	3,340
소 나 무	44.0	41.70	4.30	0.01	-	-	4,130

특히 전라북도 부안군에 위치한 개암사에서 전래된 죽염은 청정해역인 국립공원 변산반도의 곰소염전에서 생산된 미네랄이 풍부한 천일염을, 3년 이상 자란 대나무통 속에 넣고 황토 경단으로 마개를 한 뒤 소나무 장작만을 연료로 사용하여 고온으로 구워내기를 8번 반복하고, 마지막 9번째는 소나무에 송진을 뿌려 가열온도를 더욱 올리게 되면 소금이 녹아 흘러내리게 되는 정성스러운 과정을 거쳐 이른바 "잿빛보물소금"이 탄생되게 된다.

죽염의 효능의 요체는 바로 대나무의 유효성분과 천일염의 미네랄의 결합에 있는 것인 만큼 좋은 연료를 사용함과 동시에 죽염을 굽는 기술에 따라 죽염의 효능이 결정되는 것을 볼 때 천혜의 입지조건을 갖추고 있는 셈이다. 서해바다에 인접하고 있으며, 대나무가 풍부하고 천혜의 황토산지이기 때문이다.

최근에는 사분성분이 미세하게 완성죽염에 혼입될 수 있어 황토흙으로 대나무 입구를 봉하는 것보다 황토 지장수를 만들어 전 과정에 지장수를 활용하는 것이 과학적으로 유용할 수 있다.

자죽염의 기원

죽염은 지금부터 약 1,300여 년 전 전라북도 변산의 명소인 울금바위 부사의방(不思義房)에서 진표율사가 제조방법을 전수한 이래 주로 불가(佛家)의 스님들 사이에서 민간요법으로 전래되어 온 건강소금이다. 소금은 인간 생활에 없어서는 안될 중요한 요소의 하나로 예로부터 식품원료로써 뿐만 아니라 미용재료, 민간처방의 긴요한 원료로써 귀중하게 사용되어 왔다.

조선시대 향약집성방 처방 중 '송엽(松葉) 5되가량에 소금을 2되 넣어 증열(蒸熱)한 뒤에 그것을 전대 속에 담아 수족불수한 동통의 부위에 찜질한다'는 것을 볼 수 있고, 구급간이방언해(성종 20년에 완성된 민간요법적 한방의서)

식염은 약간 볶아서 미세하게 갈아 쓴다는 내용이 보인다. 하지만 우리나라와 중국의 문헌을 참조하여 살펴본 결과 현재의 죽염처럼 왕대나무 속에 소금을 다져넣고 황토로 입구를 봉한 다음 이를 불에 구워 쓴 예는 찾아볼 수 없다 하겠다.

최근에는 황토로 봉할 때, 사분이 묻어날 수 있어 지장수를 만들어 황토기운을 대신하기도 한다.

■ 황토, 송진 성분

성분 시료	Ca (%)	Mg (%)	Zn (%)	K (%)	Mn (%)	Cr (%)
황 토	0.070	0.39	0.0084	1.73	0.019	0.0039
송 진	0.0011	0.0002	0.00016	0.0008	0.00005 이하	0.00002 이하

성분 시료	Si (%)	P (%)	As (%)	Fe (%)	S (%)
황 토	25.4	0.023	0.0087	4.74	0.057
송 진	0.005	0.0003 이하	0.00001 이하	0.0013	0.020

근래 죽염의 유래에 관해 일부에서 그 원류와 창안자에 대한 원조논쟁이 없는 것은 아니다. 또 그것이 역사적 사실의 규명을 목적으로 하는 사가(史家)의 학문적 과정이 아닌 이상 조상의 슬기가 담긴 중요한 식품에 대한 원조논쟁은 적절한 것이 아닌 것으로 본다. 우리 민족의 음식 중 가장

중요한 부분을 차지하고 있는 김치는 일본의 기무치에 저항을 받고 있으며, 된장은 이미 '미소 수프'라 하여 세계인의 입맛에 일본의 독특한 음식문화로 자리 잡고 있다. 된장을 물에 엷게 풀어 고유한 된장의 맛과 향을 없앤 식품으로 가치 하락되어 버린 '미소'는 스시와 함께 세계인의 의식에 이제는 누구도 거부할 수 없는 일본 음식으로 자리 잡아가고 있다.

그들에게는 어느 나라의 음식이냐가 중요할 수는 있어도, 어느 나라의 누가 만들었냐에는 관심이 있을 수가 없다. 역사의 옳고 그름에 대한 인식의 문제를 도외시 하자는 것이 아니다. 세계는 이미 상품에 대한 무한경쟁시대에 돌입했다. 이러한 시대에 구태의연한 원조논쟁만을 일삼으려 한다는 것은 한국 음식의 우수성을 알리고 세계화 하는데 장애가 될 수 있다는 것이다. 또 죽염은 그 이름을 달리 하였을 뿐 아주 오래전부터 우리 민족에 의해 만들어져 섭취되고 있었다는 사실이다. 인류의 건강에 기여하며, 그 음식의 우수성이 우리 민족과 조상의 지혜임이 알려진다면 그것으로 족한 것이다.

신비의 죽염이 탄생되기까지

죽염은 조수와 땅 밑에 있는 광석물의 영향을 받아 특유한 암약성분을 다량 함유하고 있는 서해안 굵은 소금 속의 핵비소(核砒素)와 대나무 속에 함유된 맑은 물속의 핵비소를 추출 합성해 만든다.

죽염의 일반적인 효능은 인체의 거의 모든 질병에 두루두루 효능을 발휘하는 이상적인 식품이라고 하겠다.

죽염은 아주 먼 옛날부터 우리 조상들이 대나무 속에 소금을 넣어 구워 사용해왔던 민간요법이나 지금까지 그러한 효능과 참 가치가 제대로 알려지지 못했었다. 굽는 방법을 잘 몰라 올바로 구워내지 못한데다 응용방법에서도 어두워 소수의 사람들이 그저 소화제 정도로 이용해 온 것이다.

그러나 이를 발전적으로 응용해서 절묘한 열처리를 통해

아홉 번을 구워내면 여기서 실로 무궁무진하게 활용할 수 있는 죽염이 만들어지는 것이다.

우리나라 서해안의 바닷물은 암약성분을 제대로 그리고 많이 함유하고 있는 천연적인 조건을 갖고 있다. 이에 따라 서해안의 바닷물로 만들어지는 천일염은 갖가지 광석물질과 약소의 혼합체이다. 이 천일염을 대나무를 통해 9번 고열 처리하여 독성을 제거하고 약성을 보완 발전시켜 자죽염을 합성해 내는 것이다.

죽염의 제조방법은 3년 이상 된 왕대나무를 한쪽은 뚫리고 한쪽은 막히도록 마디 사이를 차례로 자른 다음 그 대나무통 안에 서해안 천일염을 가득 단단히 다져 넣는다. 산속의 기름기 없는 황토진흙을 채취하여 모래를 제거한 뒤 되게 반죽하여 입구를 막고 센불에 아홉 번을 굽는 것이다. 죽염을 굽는 방법은 소금 담은 대나무통을 진흙 바른 부분이 위로 가도록 쇠통에 세워놓고 아궁이에 불을 지핀다. 대나무가 다 타고난 뒤 쇠통에서 소금을 골라낸다. 황토진흙 속에 모래가루가 섞일 가능성이 있는 경우는 지장수를 만들어 대신한다.

이 소금을 덩어리만 대충 절구에 찧어 다시 새 대나무통 속에 채워 넣고 단단히 다진 뒤 반죽한 진흙으로 위를 봉한 다음 쇠통 속에 넣고 또 불을 때서 굽는다. 같은 방법으로 굽기를 여덟 번 반복한 다음 아홉 번째에는 화공약 송진으로만 불을 때서 재가 남지 않도록 굽는다.

아홉 번째 구울 때 약 1500℃의 고열로 처리하게 되면 소금이 녹아 물처럼 흐르는데 불이 꺼진 뒤 이 액체는 굳어져 돌덩이 같이 변한다. 이 덩어리가 바로 죽염이다.

아홉 번째는 화력을 극강하게 하여 소금이 물처럼 녹아 흐르게 해야 한다. 이렇게 하면 천연유황 유진성 약물(硫眞性 藥物)이 되는데 이것이 각종 암약으로 쓰인다.

자줏빛 죽염의 경우는 약 2500℃ 고열로 녹여내야 함을 잊지 말아야 한다.

죽염의 구성물질은 크게 황토, 소나무 장작, 대나무, 송진, 숯 그리고 소금으로 이루어진다.

첫째, 황토는 누런 진흙으로 맛이 달며 독이 없고 비위(脾胃)를 보(補)하고 비위의 기(氣)를 더한다. 설사와 이질을 치료하며 배 안의 열독으로 인한 뒤틀리는 듯 아픈 통증을 멈추게 하며 해독하는 성질이 있어 갑자기 눈이 어두워진 증세나 어린아이의 경풍 등에 사용된다.

황토는 해독작용과 중화작용이 있으며 부패를 막고 자생력과 환원력을 길러주어 우리 생물들에게 필요한 각종 미네랄을 다량 함유하고 있다.

둘째, 소나무 장작이다. 죽염을 구울 때 어떤 재료 못지않게 불이 중요하고, 화력을 높일수록 질 좋은 죽염이 만들어진다. 소나무 장작불에 송진을 뿌려 줌으로써 화력도 높이고 송진의 기운이 소금 속에 들어가 뼈를 튼튼히 하고 어혈과 염증 그리고 각종 살균, 살충작용 등의 약리 작용이 이루어진다.

셋째, 우리 농경생활에서 없어서는 안될 귀중한 자원이기도 한 대나무다. 대나무는 각종 생활도구부터 시작하여 식용, 약용으로 오랫동안 이용되었으며 어느 한 부분도 버릴 것 없이 모두 치료제로 활용되어 왔다. 대나무의 맛은 쓰고 성질이 차가우나 곽란, 토혈, 거담, 중풍, 두통, 혈압, 당뇨, 빈혈, 피로회복에 효능이 있다고 《신농본초경》에 기록되어 있다.

그 밖에도 몸을 가볍게 하고 기운을 도와준다는 기록도 있어, 요즘 같은 공해나 각종 성인병이 무성한 시대에 잘 활용만하면 좋은 결과도 가져다 줄 수 있다.

넷째, 우리 선조들이 종기, 종창, 두창 등 각 종창에 연고 대용으로 쓰기도 했던 송진이다. 송진은 위장 속의 열을 제거하고 치아를 견고하게 하며, 귀와 눈을 밝게 하는 효과가 있다. 또 갈증을 멎게 하고 살충작용이 있으며 오래 복용하면 몸을 가볍게 한다하여 널리 이용해왔던 기록들을 찾아볼 수 있다.

마지막으로 죽염을 구성하는 물질이 바로 소금이다. 우리 인체는 0.9%의 염분농도를 원하며 염분농도가 0.6% 이하에서는 심한 건강의 불균형을 초래하게 된다. 9라는 숫자는 건강한 상태 즉 정상적인 생리리듬과 함께 상생의 작용력을 의미하며 플러스알파의 작용력을 지니고 있다. 반면 6이라는 숫자는 음의 수를 뜻하고 음의 기운은 질병, 파괴 내지는 상극(相剋)하는 기운을 이끈다고 볼 수 있다.

우리의 육체도 요즘 각종 인스턴트식품이 범람하여 계속 음적(陰的)인 상태로 가고 있기에 염증성 질환이나 화농성 질환이 기승을 부리는 것이다. 그러기에 적당한 염분을 섭취해야 하는데, 바다가 오염이 되어 천일염을 그냥 섭취하기에는 건강을 해칠 가능성이 높기 때문에 가장 안전하게 염분을 보충할 수 있도록 제독하고 약성을 끌어올려 만든 것이 바로 죽염이다.

소금은 곽란, 심통, 각종 종창과 바람이 불면 눈물이 나는 증상 등 눈을 밝게 하고 일체의 충상, 종창, 화상에 살을 돋게 하고 피부를 보하고 통증을 진정시켜주며 가려움증을 그치게 하며 일체의 풍열, 담음, 관격 등을 치료한다고 문헌에 기록되어 있다.

오늘날처럼 바다의 공해나 산업공해 그리고 오폐수 공해가 없다면 굳이 많은 비용과 인력을 들여 죽염을 만들어 먹는 노력을 하지 않아도 되겠지만, 어리석은 인간이 자연을 정복하겠다고 하는 허황된 마음과 물질적 풍요의 추구, 삶의 편안함만을 앞세우다보니 어느새 환경이 몸살을 앓게 되고 자연생태계가 파괴되어 그 모든 천혜의 자원혜택이 이제는 인간 생활에 커다란 장애요소의 하나인 질병으로 다가와 우리의 안락한 가정을 위협하고 있어 안타까운 마음을 금할 수 없다.

이제 죽염은 국가차원에서 식품생명공학물질의 한 식품 분야로 인정받는 산업이다. 중소기업의 고유 업종 품목으로 국가 차원에서 보호, 육성, 발전시켜야 되는 이유가 여기에 있다.

죽염과 소금은 결코 같지 않다, 죽염과 자줏빛 죽염도 다르다

죽염은 소금이 아니다. 옛날부터 소금하면 바닷물을 가두어 수분을 증발시키고 끓여서 증발시키면 자염(煮鹽), 그냥 증발시키면 천일염이라 했으며 그 소금으로 간장, 된장, 고추장, 김치를 담글 때 사용했던 것이다.

그것은 현대문명이 시작된 이래 줄곧 그렇게 소금과 함께 살아온 셈이다. 그러다가 심각한 환경오염으로 천일염을 그대로 먹을 수 없게 되자 가공염이나 정제염, 화학염이 등장하게 된 것이다. 시각적으로 깨끗해 보이고 물에 쉽게 녹고 값싸고 그러니 순식간에 가정의 식탁을 점령해 버렸던 것이다.

우리는 오감(五感)을 통해서는 진실과 가짜를 구별할 수 없다. 여기에 지혜가 협력해야만 되는데 지혜를 갖추기란

그렇게 쉬운 것이 아니다. 소금 아닌 소금이 우리 생활 깊숙이 파고들고 있을 때 그 가짜 소금에 의한 부작용이 나타나기 시작한 것이다.

가짜 소금으로 요리한 김치가 쓴맛이 나고 금세 배추나 무가 물러져서 맛이 변해버리고 된장, 고추장이 발효가 되지 않아서 등장한 것이 화학조미료이며 김치에 설탕이 들어가기 시작한 계기가 된 것이다.

일본의 무시야무니 교수는 항간에 유통되고 있는 소금이 옛날의 소금과는 다른 것을 발견하고 〈식염조사연구회〉를 구성, 본격적으로 식염에 대한 연구를 한 결과 놀라운 사실을 발견한 것이 지금으로부터 30여 년 전이다.

그것은 시중에 유통되고 있는 정제염이나 화학염 등이 염화나트륨($NaCl$)으로 짠맛만 날뿐 다른 미네랄은 거의 없었기 때문에 이것은 공업용으로 이용할 소금일 뿐 식염으로는 절대 불가하며 그런 가짜 소금을 '살인 소금'이라고 표현했던 것이다. 음식을 잘못 선택했을 때 그 피해는 고스란히 자기 몫이 된다는 사실을 새삼 깨닫게 하는 사건이었던 것이다.

그래서 소금이란 염화나트륨뿐만 아니라 바닷물 속에 전해질로 녹아 있는 많은 미네랄도 포함되어 있어야만 발효가 되고 체내에서 호르몬, 뼈, 치아, 모발, 손톱, 효소를 만들 수 있게 된다는 것을 몰랐던 것이다.

그럼 소금이 많은 무기물의 결정체라면 죽염은 무엇인가? 그 과학적 경험적 근거를 열거해 보면 다음과 같다.

- 소금물(1%) 속에서는 쇠붙이가 빨갛게 녹이 슬지만 죽염(1%)에서는 녹이 슬지 않는다.

이것은 산화(酸化)되지 않는 것을 의미한다. 우리가 노쇠하는 현상도 결국 산화의 결과이다. 그렇기 때문에 최근 항산화제의 가치는 하늘 높은 줄 모르고 치솟고 있다.

- 소금은 0.9% 이상 농도로 섭취하면 갈증이 생기지만 죽염은 소금의 2~3배의 농도로도 갈증이 생기지 않는다. 우리 인체는 0.9% 염분농도를 꼭 유지해야만 생리적 기능이 가능해지게 되어 있으므로 인체 생리의 필수영양소로 18가지의 미네랄을 선정해 두고 있다. 그러나 갈증이 심하게 느껴질수록 유해물질이 함유되어 있다는 생체반응의 표현으로 그 독성농도를 희석시키기 위한 생체의 요구이기도 한 것이다.

죽염은 소금의 2~3배의 농도로도 갈증이 없고 생체의 거부반응이 없으며 그 어떤 독성실험에서도 안전하다는 것이 입증된 바 있다.

● 소금은 대기 중에서 습기를 빨아들여 녹는 현상이 일어나게 됨으로써 중량감소로 이어진다. 그러나 죽염은 이러한 현상이 없기 때문에 중량감소로 이어지지 않는다. 왜냐하면 죽염은 대기 중의 습도를 기화시켜 버리기 때문이다.

● 소금에 비해 죽염은 염증성, 세포성 물질이나 종양괴사인자의 감소현상이 확인됐다고 〈대한자죽염연구회〉에 발표된 바 있다.

● 소금은 산성(pH 4.7)이지만 죽염은 pH 11.63~13.46으로 강알칼리성을 나타내고 있다. 이 또한 염증성 물질의 억제가 가능하게 된다.

● 소금은 산화력이 매우 강하지만 죽염은 그 반대로 환원력이 강해서 강력한 항산화력을 발휘한다.

● 죽염은 인체 내에서 어떤 부작용도 없다는 것이 입증되었다. (하버드 의대 암센터)

● 소금은 이온결합 격자구조를 가진 결정체로 높은 온도에서는 분자구조를 가지고 있으나 상온에서는 이온결합 결정 격자구조를 가진다. 죽염은 소금과 달리 소금의 격자구조의 1/10에 불과하며 비스듬히 기울어져 있음은 고에너지를 가지고 있다는 뜻이 된다.

● 죽염에는 소금에 없는 미네랄이 함유되어 있고 소나무,

대나무, 송진의 에너지 파동이 전사되어 그 맛이 달걀 노른자맛과 단맛, 쓴맛 등의 미묘한 맛을 연출해내고 있다.
- 소금은 물에 의해 생성된 물질이지만 죽염은 불에 의해 생성된 물질로써 그 화학적 특성은 정반대의 경향을 띠게 된다. 소금은 플러스 전기 죽염은 마이너스 전기를 발생한다.
- 죽염을 용해한 물에서는 그 해리가 늦어짐으로써 유전율 또한 낮아 세포의 투과성이 높아진다. 인체가 60조의 세포로 구성되어 있고 세포 하나하나에는 그 속에 소기관이 있어 끊임없이 신진대사를 수행해야만 됨으로 각 이온의 용이한 교류는 세포기능에 대단히 중요한 것이다.

하나의 세포가 암화(癌化)되면 주변의 세포까지 전이되어 결국 사망에 이르게 된다.
- 죽염은 고열에 의해 행해진 화학반응의 생성물로 많은 에너지를 함축하게 됨으로 인체 내에서 죽염은 막강한 에너지를 발산 온갖 산성 노폐물을 무독화 시키고 생명의 근원인 에너지 대사에도 큰 도움을 주게 된다.

특히 자죽염은 죽염에 비해 용융온도가 높고 수득률이 적기 때문에 미래에 밝혀질 놀라운 신물질이 아닐 수 없는 것이다.

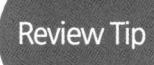

환자들이 링거(링게르)를 맞는 이유

어느 생리학자는 개구리를 해부해 개구리 심장의 박동을 오랫동안 지속시킬 수 있는 방법에 대한 연구를 시작했다. 고심하던 끝에 자연수에다 개구리의 체액과 같은 농도인 0.7%의 자연염을 타서 생리식염수를 만들어주었더니 심장 고동이 계속되는 실험에 성공하게 된다. 이때부터 인간의 심장 고동을 유지시키기 위해서 인간 체액과 같은 0.9%의 생리식염수를 사용해야 한다는 결론을 도출했다. 이것이 바로 영국의 생리학자 링게르 박사가 발명한 '링게르 주사액'인 것이다.

우리 몸을 구성하고 있는 70%의 체액 삼투압을 유지하는 데는 0.9%의 염분이 적격이라는 말이다. 이처럼 0.9%의 염도는 체액의 평형을 유지하게 하고 세포의 활동을 활발하게 하는 구실을 한다. 대부분의 환자들이 물을 마시지 못하거나 토하기까지 하는 것은 염분부족으로 인한 삼투압의 불균형에서 비롯된 것이다. 모든 수술의 경우 링거주사액이 사용되는 이유도 바로 여기에서 기인한 것이다. 결과적으로 링거액에도 자죽염 식염수를 녹여낸 염수를 대체한 죽염 링거액이 이용된다면 전 세계 의료계에 큰 방향을 불러일으킬 것으로 사료된다.

자죽염의 효능, 자죽염의 더 큰 기능

죽염은 천일염에 대나무의 엑기스를 혼합하여 만들어지기 때문에 가장 양질의 소금이라 할 수 있다. 따라서 그 효능 또한 다양하며 이용되지 못할 곳이 없다. 죽염은 다음과 같은 몇 가지의 기본적인 효능을 가지고 있다.

- 해독작용 : 우리의 몸속에 생긴 독을 없애준다. 죽염의 강한 해독작용은 몸에 생긴 병독을 빠른 속도로 씻어주어 여러 질환의 치료에 효과적이다.
- 해열작용 : 균이 쌓여 생긴데서 열이 발생하는데 죽염은 살균작용을 하기 때문에, 죽염을 복용하면 당연히 열은 없어지기 마련이다.
- 세포생신작용 : 죽거나 파괴된 세포를 빠른 속도로 회

복시켜 주는 역할을 한다. 이러한 죽염의 효능을 이용하여 죽염과 함께 적절한 수분을 섭취하면 주근깨나 기미 등을 없앨 수 있다. 주근깨나 기미는 죽은 세포의 무덤이라고 할 수 있다. 따라서 죽은 세포를 밀어내고 새로운 세포를 생성시키면 되는 것이다.

- 정혈작용 : 피를 맑게 해주는 작용을 한다. 피를 맑게 해주면 혈액순환이 좋아지고 혈액순환이 잘되면 질병은 없어지기 마련이다.
- 소염작용 : 염증을 삭여주는 작용을 한다. 곪은 환부에 죽염을 직접 뿌려보면 즉시 효험을 보게 될 것이다.
- 체질개선 : 산성체질을 약알칼리성 체질로 바꾸어 준다. 따라서 면역성과 저항력을 길러주어 어떠한 병에도 끄떡없는 강인하고 단단한 체질이 되게 한다.
- 항균작용 : 균이 생기지 못하게 한다.

자죽염은 각종 질병치료에 효험이 탁월하다. 질병에 직접 치료작용을 하기도 하고 보조치료의 역할을 하기도 한다. 간장병, 신장염, 방광염, 당뇨병, 폐결핵, 위염, 고혈압 등의 병에는 물론이고 폐암, 위암, 방광암, 자궁암, 식도암 등의 각종 암치료에도 자죽염은 굉장한 효력을 가지고 있다. 암치료에 있어서 자죽염은 암세포의 증식을 막아주고 암세포의 독성을 제거 새로운 세포의 생성을 도와 정상적인 세포로의 복귀를 적극적으로 도와준다.

■ 죽염의 효능 및 명현현상

• 죽염의 효능(자죽염의 기능)

생신작용	파괴된 세포를 빠른 속도로 회복시켜 준다
소염작용	어떠한 염증도 삭여주는 작용을 한다
정혈작용	피를 맑게 하고 혈액순환을 촉진시켜 준다
체질개선	산성체질을 약알칼리성 체질로 바꾸어 준다
해독작용	체내에 있는 독소를 깨끗이 풀어준다
항균작용	백혈구의 증강으로 병원균을 이기는 힘을 길러준다

명현현상

죽염을 섭취함으로써 우리 인체는 다음과 같은 증상들을 체험할 수 있다.

• 명현현상의 구체적인 예

과민반응	변비, 설사, 발한종기, 통증, 만성병 환자에 나타나고 2주일 정도 계속된다
소염반응	습진, 부스럼, 여드름, 가려움, 눈곱 등은 죽염의 전형적인 해독, 배설작용에 의한 반응이다
이완반응	노곤하다, 졸립다, 권태감, 술 취한 듯한 느낌 등은 대개 1주일 전후에 멈춘다
회복반응	위통, 복통, 구토증, 발열, 심계항진 등은 세포의 강화와 재생으로 나쁜 조직이 파괴되는 현상이다

왜 잘못된 피는 만병의 원인이 되는가?

피는 적혈구와 백혈구로 되어 있다. 음식물로 섭취한 영양분을 운반하고 노폐물을 실어 나르는 기능(신진대사)을 하는 것이 적혈구이고 백혈구는 나쁜 균을 잡아먹는다. 따라서 깨끗한 피가 전신에 골고루 순환된다면 대부분의 병을 물리칠 수 있다. 사람의 건강을 얼굴 혈색을 보고 알 수 있는 과학적인 근거가 바로 여기에 있는 것이다.

적혈구의 주성분은 철분이다. 철분을 소화시키는 주원료는 위염산이다. 소금이 부족하면 위염산이 만들어지지 않기 때문에 철분을 소화시킬 수 없고 철분을 소화시킬 수 없기 때문에 적혈구가 만들어지지 않는 셈이다. 그래서 적혈구가 만들어지지 않으면 빈혈로 이어지고 영양분을 운반할 수도 없거니와 나쁜 균을 잡아먹을 수도 없음을 알 수 있다. 결국 피를 맑게 하는 데는 죽염(자죽염)만한 것이 없다. 죽염의 가장 큰 효과 중 하나가 바로 정혈(淨血)작용이기 때문이다.

자죽염의 복용방법 및 활용법

죽염을 복용하는 방법은 생수에 간간하게 타서 마시는 방법과, 물 없이 죽염만을 먹는 방법이 있다. 이 중 후자의 방법은 죽염 한 티스푼 정도를 입 안에 털어 넣고 침과 잘 섞어 오래 입 안에 물고 있다가 서서히 넘기는데 이때 침속의 소화효소와 살균성분이 죽염의 성분과 화합하여 더 큰 효능을 발휘한다. 죽염을 처음 복용하는 사람은 보통 가벼운 구토증세가 날 수도 있으므로 전자의 방법을 이용한다. 농도를 엷게 하여 생수에 타 마시면서 그 후 증세를 살펴 물에 타지 않고 침에 섞어 먹는 방법으로 바꾸어 주면 좋다.

질병을 가진 사람은 죽염을 보통사람보다 더 많이 섭취해

주는 것이 좋다. 만일 많은 양을 섭취했더라도 걱정할 필요는 없다. 우리의 몸은 자동조절장치가 되어 있어 소금을 과다섭취하면 저절로 목이 타게 되어 물을 마실 수밖에 없기 때문이다.

아침 공복 시와 저녁 공복 시 약 한 티스푼의 죽염을 섭취해주는 것이 좋다. 신체 외부에 질환이 있는 피부병, 여드름, 중이염, 무좀, 습진 등과 같은 경우에는 죽염수의 농도를 약간 진하게 만들어 하루에 여러 번 환부에 발라주어 복용과 함께 시행하면 효과적이다.

죽염은 맛이 몹시 짜므로 처음 먹는 사람은 속이 거북하고 명현현상이 올 수 있다. 그러나 죽염은 짠 반면에 달걀노른자맛과 단맛이 섞여 있어서 자주 복용하다보면 아마 달걀노른자를 소금에 찍어 먹는 느낌을 가지게 될 것이다. 짠 죽염을 먹는 가장 좋은 방법은 마늘 대여섯 통을 말랑말랑할 정도로 구워 껍질을 까서 죽염을 찍어 먹는 것이다.

하루 두세 번씩 가능하면 밥 먹기 전에 먹는 것이 좋다. 요즈음은 복용과 휴대를 편리하게 하기 위해서 죽염을 작은 알갱이로 만들어 보급한다. 이것은 죽염을 느릅나무진과 섞어 알약 모양으로 만든 것인데, 그냥 먹기에는 작은 알갱이로 만든 것이 짠맛이 덜 느껴지므로 하루에 20알 정도를 부담 없이 복용할 수 있다.

죽염 복용량은 하루 15~30g을 기준으로 하지만 질병이 없는 건강한 사람은 정량을 꾸준히 복용하되 음식의 간을 맞출 때나 각종 차류에 죽염을 사용하는 것이 좋다.

몸이 허약한 사람은 처음부터 무리하지 말고 변비와 숙변이 제거된 후부터는 적은 양으로부터 시작하여 양을 점점 늘려가야 한다. 병이 호전되었거나 다 치유된 것처럼 느껴지더라도 꾸준히 복용해 주어야 하며, 죽염은 약용으로서가 아니라 우리 생활에 필수품으로 존재해야 한다. 최근에는 우리의 전통식품인 간장, 고추장, 된장을 죽염을 이용하여 만들어 우리 조상들의 지혜에서 한 걸음 더 나아갔다.

자죽염은 독성을 가진 약물이 아니기 때문에 특별히 주의할 사항은 없다. 대단히 특별한 영양물이기 때문에 어떻게 하면 효율적으로 섭취하느냐가 관건일 뿐이다.

자죽염의 장점은 어떤 독성도 없으면서 소금처럼 짠맛이 있으니 소금대용으로 광범위하게 활용할 수 있다는 장점이 있다 하겠다. 약용으로도 긴요하게 쓸 수 있다.

흔히들 비싸다고 하는데 소금을 대량 이용할 시기에 김장용, 간장용, 고추장용 등의 일반적인 사용을 위해 대량 공급될 수 있도록 고려해 볼만한 가치가 있다고 생각한다. 소금대신 죽염을 생활 속에 광범위하게 이용하게 되면 별도로 따로 복용할 필요가 없게 된다. 체내 섭취량에 한계가 있기 때문에 마구 먹어서 낭비할 필요는 없다고 생각한다.

자죽염은 그 용도가 수백 가지가 되기 때문에 일일이 설명할 필요는 없고 지금까지 소금 사용하는 곳이면 죽염을 대신할 수가 있는 것이다. 인체 내외 어느 곳이든 활용할 수 있는 만능 약재인 것이다.
환경이 심각한 오염에 찌들어 있는 현실 속에서 체내에 축적되어 가는 온갖 유해물질을 그냥 둘 수 없기 때문에 필수적으로 해독·배설시켜야 하는 긴박한 상황 속에서 거기에 걸맞은 인체 무해한 죽염만큼 완벽한 해독제도 없다할 것이다.

죽염이 우리 조상의 지혜의 결정체라는 사실을 지금은 모르는 사람이 없게 되었지만, 처음에는 그저 소금을 대나무에 넣고 부엌의 장작불에 구워낸 정도로 막연하게 알고 계신 분이 대다수였다.
무엇인가 소금과는 다르다는 것을 깨달아가고 있으면서도 구체적으로 소금과 무엇이 다른지에 대해서는 아무도 그 근거를 제시하지 못했다.

자죽염의 영양적 활용

40여 년간 화학비료로 농사를 지어 온 우리나라의 농산물에는 토양의 미네랄 함량이 떨어져 쌀맛도, 과일맛도, 야채맛도, 예전 퇴비로 농사짓던 그 맛을 느낄 수 없게 된 것이다. 미네랄이 얼마나 중요한 것인지는 앞에서도 언급했지만 불행히도 우리는 이 미네랄이 특히 부족한 시대에 살고 있는 것이다. 퇴비로 농사를 지을 수 없을 만큼 시골은 고령화되어 있고 수십 년이 되도록 토양은 화학비료로 산성화되어 이 땅을 원래의 모습으로 되돌리는 것은 거의 불가능 할 정도가 된 것이다.

20세기가 비타민의 시대였다면 21세기는 미네랄의 시대이기도 하다. 그 만큼 많은 질병이 미네랄의 부족에서 기인되고 있기 때문이다.

우리 인체는 전체 구성성분의 5%를 필히 미네랄로 충당해 주어야 한다. 따라서 죽염의 일상적인 섭취는 미네랄 부족으로 인한 온갖 질병에서 해방되는 것이다.

자죽염은 체액을 약알칼리로 조절해주는 전기화학적 특성을 가지고 있기 때문에 산성체질로 쉽게 피로하거나, 혈압이 높거나, 비만이거나, 당뇨이거나 하는 대사성질환(산성 체질에 의한 병) 등에는 체액을 약알칼리로 회복시켜 줌으로써 면역기능이 활성화되어 정상으로의 회복이 촉진되는 것이다.

무슨 병이든 결국 면역시스템에 의해 회복되도록 우리의 생체기능은 구비되어 있다. 질병의 75%는 산성체질에서 오고 25%는 강알칼리성 체질에서 온다고 한다. 그래서 체액을 약알칼리성 체질로 유지할 필요가 여기에 있는 것이다.

자죽염의 해독력은 실로 놀라울 정도이다. 그 강력한 환원력에 의해 온갖 산성 노폐물이 대량 배설됨은 물론 활성산소에 의한 피해도 막아주는 생명의 물질이 바로 죽염인 것이다.

생명을 유지하기 위해서는 에너지가 필요하게 되어 있다. 그래서 사계절 항상 체온은 일정하게 유지되고 있는 것이며 겨울에는 에너지의 소모가 많아 에너지 생산량은 더 늘어나게 되어 있다. 그런데 그 에너지란 인체 내에서는 화학열이기 때문에 필연적으로 산화에 의한 열이며 그 산화과정에서 많은 산성 노폐물이 생성되고 있는 것이다.

이러한 대사산물은 대부분 대사과정에서 체외로 배설되지만 어떤 병적상태가 되거나 노쇠하게 되면 배설기능이 저하되어 변이 제대로 안 나가거나 혈액순환이 제대로 안 되거나, 소변이 제대로 나가지 않게 되므로 체내에 독성이 쌓이게 된 것이다. 그로 인한 독성의 증가가 커다란 문제가 되는 것은 체내환경의 오염이 전신적으로 영향을 주기 때문이다.

인체의 어떤 부분도 다른 장기와 무관하게 기능하는 곳은 하나도 없다. 그것은 유기체이기 때문이다. 그래서 한 장기의 질병이 다른 장기에도 전병되어 전신적으로 파급, 생명을 잃게 되는 것이다. 때문에 체내환경의 청결은 대단히 중요하다. 처음에는 간·신장이 힘들게 버티어 가다가 결국 해독기관이 기능을 상실하면서 독은 급속하게 전신으로 퍼져 혼수(昏睡)에 이르게 되고 복수가 차고 식도정맥이 파열되는 악순환이 반복되다가 종말을 맞게 되어 있다.
그 만큼 체내 독성의 증가는 온갖 질병을 일으키게 되는 것이다. 이때 죽염(자죽염)을 물에 3%의 농도로 40~43℃의 더운물에 30~40분 잠겨 있기를 며칠 계속하면 독성물질이 목욕물에 대량 배출되어 생명을 구제하게 된다. 여기에서 일반 소금으로 하면 소금의 독성이 체내에 반입되어 더욱 악화된다는 점을 유의해야 한다.
이 해독작용을 이용해서 온갖 피부질환도 해소되며 피부의 산화기능의 감소로 피부노화를 막아주는 역할도 하게 된다.

이제 죽염산업은 국가차원에서 보호받고 육성시키고 발전시켜야 할 것이다.
그것이 바로 국가 경제 경쟁력을 키우는 것이요 민족의약, 전통고유식품, 생명공학 분야의 새로운 신물질로 자죽염 물질이 반드시 평가받아야 하는 이유가 바로 여기에 있다. 우수한 의약품과 동반 성장시켜야 하는 죽염이라는 식품물질은 머지않아 전 세계 소금식품 생명공학 원료분야의 전 시장을 석권하리라 믿어 의심치 않는다.

소염 살균작용의 활용

자죽염이 녹아 있는 물에서 생존할 수 있는 것은 거의 없다. 체내 염분농도가 0.9%이지만 1~2%로 증가해서 복용해도 체내에 정체되어 있는 수분이 성인 60리터, 유아 40리터이기 때문에 체내에서 농도조정을 받게 되어 전혀 해가 없게 된다. 그러는 과정에서 체내에서 온갖 세균의 살균작용이 일어나게 된다.

세균이 없으면 염증은 자연히 소멸된다. 죽염은 천연의 소염 살균제라 해도 부족함이 없다. 구강염, 피부염, 위염 등 제반염증에는 당연히 탁월한 효능이 나타나게 되어 있다. 더 중요한 것은 체내 면역시스템의 활성에 의한 살균 소염 기능의 증가가 더 중요한 의미가 있는 것이다.

자죽염의 면역기능 활성기능은 풍부한 미네랄과 환원력에 의한 것으로 생각된다. 모든 과학의 출발점은 상상력, 추리력이고 보면 결국 과학이든 철학이든 시작은 인간의 상상에서 출발한다고 생각든다.

죽염이란 물질은 완벽한 과학물질이다. 죽염과 소금을 혼돈하고 있는 오해와 진실은 반드시 규명할 수 있다.
그리고 죽염 과학은 국가차원에서 보호, 육성, 발전시켜 우리 민족고유의 민중의약으로 계승시켜야 한다.
중소 뿌리 산업으로도 그 가치는 무궁무진하다. 우수한 생명공학 분야의 의약품과 함께 죽염 신물질을 동반 발전시켜야 하는 경제적·의학적 중대성을 충분히 가지고 있기 때문이다.

자죽염수 복용 건강요법

죽염수 복용 건강요법은 인간이 건강에 필요한 생수의 하루 복용량 2000cc 이상을 섭취하는 동시에 혈액과 체액에 필요한 염분 0.9%를 보충하고 유지시켜서 건강하고 활력 있는 육체를 만들기 위함이며 질병의 예방과 치유를 목적으로 건강요법을 실행하는 것이다.

일상생활에서 죽염을 물과 함께 복용할 수 있는 간단한 방법 하나를 소개한다. 생수 1500cc 정도에 죽염을 차 숟가락으로 수북하게 3개 분량을 넣고 희석시켜서 30~40분 안에 일시에 전부 복용한다. 그러면 20~30분 안에 반응이 오게 된다. 이렇게 되면 인체내 장기에 쌓여 있던 노폐물을 일시에 외부로 방출시킬 수 있는 가장 빠르고 효과적인 결과를 얻을 수 있다. 그런 다음 1시간에 1~2컵의 생수를 복용하게 되면 혈액과 체액을 맑게 할 수 있을 뿐만 아니라 세포의 재생과 활성화를 촉진시킬 수 있다.

가급적이면 끓인 물보다는 생수를 사용하는 것이 좋다. 생수와 끓인 물의 차이와 그 효능에 대해서는 앞서 언급한 바 있다. 물을 끓여서 복용하면 중요한 산소의 공급이 현저히 줄어들 뿐만 아니라, 칼슘과 무기질의 함량이 줄게 되어 건강에 이상이 쉽게 생기게 되므로 자연의 정기가 풍부한 생수를 복용하여 혈액을 맑게 하는 것이 중요하다,

건강한 사람은 건강을 유지하기 위하여 생수 1500cc와 죽염을 차 숟가락 3개 분량을 같이 혼합하여 하루에 아침부터 잠자리에 들 때까지 여러 번 나누어서 복용하면 건강을 유지할 수 있으나 건강하지 못한 사람의 경우에는 잃어버린 건강과 체력을 회복하는 것이 선행되어야 하기 때문에 죽염수 복용 건강요법의 수련이 필요하다.

한 가지 병에 천 가지 만 가지 처방이 있다는 옛말이 있다. 사람의 다양한 체질을 인정한데서 기인한 것이다. 또 각기 다른 방식으로 잃어버린 건강을 회복하고 자기만의 방법을 개발해 유지시켜 나가는 것도 중요하리라 본다. 그 중에 한

가지가 죽염수 복용 건강요법이라 생각하고 실행해 보기 바란다. 단 이러한 방법 자체를 어떤 절대적인 치유 및 치료를 위한 방법이나 대상으로 여기지 말고, 건강을 찾고 지키기 위한 하나의 방편으로서 이해하고 실행해 보길 바란다.

아침 일찍 공복에 실행한다.
반드시 공복에 실시하고 아침식사를 하기 바란다. 이 건강요법을 하다보면 아침식사는 자연스럽게 멀어지게 된다. 아침식사를 안 하고 실행하면 더욱더 좋은 효과를 얻을 수 있다. 자연히 조식폐지 실행자가 되는 것이다.
아침식사를 하기 전 공복에 실행하는 이유는 위장, 십이지장, 소장, 대장, 직장, 항문까지, 더 자세히 말해서 입에서부터 항문까지 세척을 하기 위함이다. 아울러 소장, 대장, 특히 대장 속에 있는 대변을 전부 밖으로 내보내는 효과를 얻기 위해서다. 실행해 보면 엄청나게 많은 변을 보게 될 것이다. 배설작용을 하면서 일부의 양은 혈액에 침투되어 혈액을 청정하게 하고 체액을 정화하면서 육체를 건강하게 만든다.
전날 먹은 음식물의 찌꺼기가 대변인데 대변을 전부 장에서 항문 밖으로 내보내야 하기 때문이다. 요즘은 변비 환자가 많은데 이것이 원인이 되어 많은 병을 앓고 있다. 그래서 죽염수 일정량인 1500cc 정도를 일시에 복용함으로써 다량의 대변을 배출시킬 수 있는데 신기한 것은 아침에 일어나 바로 화장실에 가서 다량의 대변을 보고 나서도 곧 이 죽염수 요법을 실행해 보면 바로 또 다량의 대변을 보게 된다는 것이다.

이것이 바로 장의 굽이굽이에 축적되어 있던 숙변인 것이다. 이것은 결국 소량의 축적된 숙변의 양이 대단히 많음을 간접적으로 보여주는 예라고 하겠다. 이것이 장속에서 부패되어 혈액을 오염시키고 체액을 오염시키는데 거기다 수분부족 현상으로 오염된 혈액과 체액이 농축되어 독소가 인체 안에서 여기저기 발생하여 많은 병을 일으키는 것이다. 이러한 메커니즘에 대해 조금만 생각해 본다면 쉽게 생각하고 넘어갈 일이 아니다.

그래서 매일 아침 공복에 실행해서 위장, 소장, 대장, 항문까지 깨끗이 세척한 다음 식사를 하라는 것이다. 깨끗이 세척한 장속에 일부 잔류한 죽염수에 의해서 장속이 정화될 것이고 혈액, 체액, 세포 등이 정화될 것이다. 또 점심식사 때까지 배가 고프면 생수를 1시간에 1~2컵을 복용해서 보충해주고 신진대사가 원활히 작용할 수 있도록 해주면 더없이 좋은 결과를 얻을 수 있다.

건강한 사람이 실행할 때에는 아침 일찍 공복에 실행하고 나서 아침식사를 조금만 먹는 것도 무방하지만 병을 고치고자 실행할 때에는 아침식사를 가급적 먹지 말고 생수를 1시간에 1~2컵씩을 복용해서 혈액, 체액, 장 등을 청정하게 해서 질병치유에 전력을 다하고 건강한 육체가 되었을 때 정상적인 생활을 하기 바란다.

옛날에는 잘 먹지 못하고 먹을 것이 많이 없었기 때문에 영양실조로 인한 병들이 많았다고 하나 요즘은 너무나 잘 먹어서 생기는 질병이 대부분이라고 한다. 영양과잉이 가져온 신체의 변화나 병은 오히려 영양부족으로 고생했던 시대보다 더 많고 다양하다는 것이다.

아침을 생수로 대신하고 점심, 저녁을 충분히 먹으면 오히려 하루 세끼 다 찾아 먹는 것보다 훨씬 낫다고 한다. 하루 식사의 회수가 건강을 유지하는 것과 반드시 비례하지 않는다는 사실을 상기하기 바란다.

소금은 나쁜가?

천연해염은 인체에 필요한 수많은 미네랄이 함유되어 있어 우리의 조상들이 맨 처음 식용으로 사용했던 소금이다. 이런 이유로 천연해염은 바다의 엑기스로 불린다. 그러나 산업화와 문명의 발달로 인한 각종 공업폐수와 오염된 생활하수로 인해 바다는 오염되어 버렸다. 특히 납, 수은, 크롬, 카드뮴과 같은 중금속 물질은 일단 인체에 진입하면 배출이 잘 안되고 몸에 축적돼 독소를 형성한다. 따라서 천연해염을 식용으로 할 경우 반드시 가공이 필요하게 되었다.

결국 소금자체가 나쁜 것이 아니라 위에서 언급한 소금 속에 들어 있는 불순물들이나 이물질들이 나쁜 것이다.

자죽염수 복용
건강요법의 실행(성인 기준)

> 1. 먼저 죽염을 준비하는데 죽염은 반드시 9번 구운 죽염이어야 하며 자죽염이면 더 좋다.
> 2. 생수를 준비한다. 생수는 산속의 약수터의 약물일수록 좋다. 또는 정수기에서 정수한 물을 사용한다.
> 3. 1500cc 이상 되는 용기를 준비한다.
> 4. 작은 찻숟가락을 준비한다.
> 5. 하루에 한 번 실시한다.
> 6. 아침 일찍 공복에 하는 것이 제일 좋다.

생수를 복용할 때는 뜨겁게 하지 말고 그대로 복용한다. 봄, 여름, 가을에는 생수 자체 그대로 사용해야지 뜨겁게 하거나 너무 차갑게 해서 복용하지 말아야 한다. 미온수를 만들 때 1500cc 생수가 있을 때 2컵 분량(200~400cc)을 불에 약간 데워서 생수에 혼합해서 미온수를 만들어 복용한다. 반드시 미온수를 만들어야지 뜨겁게 해서 복용하지 말아야 한다.

자죽염수 복용 후 배설한 다음에는 1시간에 생수 1컵을 먹는다. 하루 종일 8~10컵 정도 먹어서 몸에서 배설되는 수분을 보충해주고 인체 내의 염도가 강했을 때를 생각해서 자주자주 생수를 마셔서 엷게 희석해 주어야 매일매일 죽염수 복용 건강요법을 실행할 수 있다. 즉 죽염수 1500cc는 30~40분내 일시에 복용하고 배출한다. 생수 1500cc는 1시간에 1컵씩 하루 종일 나누어 먹어서 수분보충과 염도를 엷게 희석시킨다.

죽염수 복용 시 전날 분식, 육류 과다 섭취, 과식을 했을 때는 대장에 음식물 찌꺼기인 대변의 양이 많이 있기 때문에 죽염수 1500cc를 복용하고 500cc를 더 복용하는 것이 좋다. 죽염수를 충분히 보충해 주어야 많은 양의 대변에 흡수되고 분해돼서 항문 밖으로 배설시켜 버릴 수 있다. 평소 식사를 소식 위주로 하고 현미잡곡밥, 잡곡밥과 생채식 위주로 식사를 하면서 죽염수 복용을 하면 1500cc 죽염수로도 배설을 잘 시킬 수 있다.

포화 자죽염수 제조, 보관 및 활용

소금이 녹아 포화상태가 되는 양은 물의 온도에 따라 약간의 차이가 있으나 수온이 0도에서 34.22%, 40도에서 36% 정도 된다. 그러므로 일반 상온에서 포화 자죽염수의 농도는 대충 35% 내외로 보면 타당하다.

이는 물 100cc에 죽염 35g 정도가 녹아 있다는 말이므로 이를 기준으로 생수를 희석하는 양을 조절하여 머리에서 발끝까지 두루 요긴하게 활용할 수 있다.

- 포화 죽염수는 말 그대로 죽염을 포화상태로 녹이는 것이기 때문에 투명한 유리컵 같은데 죽염을 조금씩 넣어가면서 저었을 때 죽염이 더 이상 녹지 않고 바닥에 가라앉는 현상이 보일 때까지 넣어주면 된다.

• 죽염이 포화상태가 되도록 녹이자면 물 100cc에 죽염 40g 정도로 잡으면 포화상태로 녹고, 녹지 않은 죽염이 바닥에 살짝 깔리는 것을 볼 수 있다.
• 이를 하룻밤 정도 가라앉혀서 커피 여과지에 걸러준다.
• 밀폐가 잘되는 유리병에 보관하여 두고 필요할 때 조금씩 적정량의 생수로 희석하여 사용하면 된다.
• 전문가의 손으로 충분한 양의 죽염을 사용하고 오랜 시간을 우려내면 죽염수의 빛깔이 맑은 연초록의 신비스러운 빛깔을 띠게 되지만 일반인들이 가정에서 소량씩 제조할 때는 그러한 빛깔이 나기가 어렵다.
죽염수를 잘 가라앉혀 맑은 부분만 조심스럽게 걸러서 이를 잘 정제하여 사용하면 무방하다.
• 포화상태로 용해된 죽염수는 그냥 상온에 오래 두어도 변질되지 않는다. 하지만 희석하여 둔 죽염수는 상온에서 변질이 될 수 있으므로 한 번에 필요한 만큼만 만들어 사용하도록 하고, 쓰고 남은 것은 냉장보관하여야 한다.
• 기온이 내려가서 수온이 낮아지면 물이 증발하지 않아도 죽염수 안에 소금결정이 약간 생기는 것을 볼 수 있다. 이는 물에 녹을 수 있는 소금의 양이 감소하기 때문에 나타나는 현상이다.
• 자궁암이나 자궁근종 등을 치료하기 위하여 자궁에 주입

하는 죽염수의 농도는 20% 내외가 적당하므로 포화 죽염수를 2배로 희석하여 사용하고 자궁암이나 자궁근종을 다스리는 방법으로 죽염과 물을 1:5로 녹여서 자궁에 주입하는 방법이 있는데, 이는 죽염을 직접 물에 녹일 경우의 비율이고, 포화 죽염수를 사용할 경우 물을 타주는 비율이 틀려짐을 유의해야 한다.

- 질염을 치료하기 위하여 질을 세척하는 용도의 죽염수는 포화 죽염수의 경우 7배 정도로 희석하고, 죽염을 생수에 타서 죽염수를 만들어 사용할 경우 죽염양의 20배 정도 물을 넣어 잘 녹인 다음 걸러서 사용한다.
- 건강한 여성들의 뒷물로 사용할 경우 1% 내외의 죽염수로도 무방하나 생식기계에 이상이 있는 경우 2~3%의 죽염수로 씻어주고 상태가 호전되면 1% 내외로 조정하여 사용한다.
- 어린 아기들의 피부는 2% 이내로 묽게 조절하여 사용하는 것이 바람직하다.
- 비듬이나 각질이 일어나는 두피의 트러블은 포화 죽염수로 마사지하고 충분히 스며든 후에 미지근한 물로 헹궈준다.
- 머리를 감고 난 후에 마지막 헹굼물에 죽염수를 쓸 경우 미지근한 물에 0.2% 이내, 즉 200배 이상 희석하여 사용하도록 한다. 그래도 머리가 뻣뻣한 느낌이 있을 경우에는

식초를 몇 방울 섞어서 헹구어 준다.

포화 죽염수는 그야말로 소금이 포화상태로 녹아 있는 매우 진한 용액이므로 이를 그냥 인체에 적용하는 경우는 거의 없고 용처에 따라 적당한 비율로 희석하여 사용하여야 한다.
자죽염수는 2% 이상이 되면 강력한 항균력을 나타내며, 5% 용액에서 완전한 살균력을 발휘하는 것이 증명되었다. 그러므로 통상적인 활용은 대체로 이정도의 범위 내에서 사용하면 무방하다.

포화 죽염수의 농도가 35% 용액이라고 밝혔으므로 이 비율대로 계산하면,
- 35배로 희석하면 → 1% 죽염수, 자죽염수
- 17.5배로 희석하면 → 2% 죽염수, 자죽염수
- 12배로 희석하면 → 3% 죽염수, 자죽염수
- 7배로 희석하면 → 5% 죽염수, 자죽염수
- 5배로 희석하면 → 7% 죽염수, 자죽염수
- 3.5배로 희석하면 → 10% 죽염수, 자죽염수
- 1.75배로 희석하면 → 20% 죽염수, 자죽염수가 됨을 알 수 있다.

자죽염의 활용에 익숙해지면 죽염수의 활용이 매우 다양하고 유용함을 알 수 있다.

포화 자죽염수는 9회 법제한 양질의 죽염을 맑고 깨끗한 생수에 포화상태로 녹인 것이다. 이를 며칠이고 가라앉혀 다시 정제하여 불순물을 제거시킨 연후에 사용한다. 제대로 법제과정을 거친 질 좋은 죽염을 충분히 넣고 오래 우려내면, 마치 생명의 빛깔이 이런 것인가 싶을 정도로 신비하고 영롱한 연초록빛의 죽염수가 만들어진다.
포화상태로 만들어진 죽염수는 상온에 보관하여도 변질이 되지 않으며, 이를 희석하여 각종 눈병이나 코, 귀에 주입하고 피부의 갖가지 트러블이나 이상증상에 아주 다양하게 활용되는 등, 정확한 사용법만 숙지하고 있으면 머리에서 발끝까지 유용하지 않는 곳이 없으므로 가정의 상비약으로써 가치 또한 크다.

자죽염수를 만들어두면 여러 가지로 활용도가 많다. 만드는 방법은 깨끗한 생수에 죽염을 타서 여과지에 걸러 유리병에 담아 보관하다가 눈병이나 중이염, 비염, 무좀, 상처 소독 등에 활용한다. 죽염으로 질병에 효과를 보고자 하는 사람은 우선 위장세척을 실행하여 속을 깨끗이 한 다음 죽염을 먹거나, 다른 약을 쓰면 효과가 크게 나타난다.

클레오파트라와 양귀비는 소금으로 목욕을 했다는 것을 많은 사람들은 알고 있다. 방법은 우선 화장기가 있으면 따뜻한 물에 비누를 사용하여 깨끗이 씻어내고 죽염 1티스푼을 손에 놓고 걸쭉하게 비빈 후 얼굴을 마사지하여 찬물로 씻어주면 피부가 수축되며 피부트러블을 예방하고 미백효과가 좋다. 목욕시 뒷물로 사용하면 냉증, 성병예방, 질수축, 청결유지에 효과가 확실하다.

먼저 손바닥을 따뜻한 물로 잘 씻은 후 적당량의 죽염을 물로 개어서 손과 발을 마사지 해준다. 이때 뜨거운 물에 손이나 발을 담가 혈관을 확장시킨 다음 마사지하면 효과가 더욱 좋다. 무좀이 있거나 피로가 심하면 따뜻한 소금물에 30분 정도 담가주면 무좀 및 피로가 해결된다.

피로가 쌓이면 눈의 노화를 촉진시키고 시력이 극히 떨어져 침침하게 되며 백내장의 원인이 되기도 한다. 눈을 보호하기 위해 바로 바로 피로를 풀어주어야 한다.
세면기에 8할 정도의 깨끗한 물을 담는다. 여기에 죽염을 1티스푼 정도 타서 잘 섞은 후 충분히 녹인 다음, 얼굴을 담그고 눈을 깜박이면서 5~10회 정도 떴다 감았다 한다.
평상시에 죽염수를 안약병에 넣어 가지고 다니면서 한두 방울 떨어뜨려 주어도 좋은 효과를 보게 된다.
이때 죽염수는 위의 포화 죽염수를 5배 희석해서 사용하는데, 일반 안약을 장기간 사용해서 생기는 부작용 같은 것은 절대 염려하지 않아도 된다.

잇몸이 약해지면 이가 흔들리고 음식을 잘 씹을 수 없게 되며, 또 염증으로 인해 구취가 심하고 피가 나오기도 한다. 죽염을 이용해 잇몸 염증을 해결해주고 이를 튼튼히 할 수 있다.
양치를 할 때 왼손에 죽염을 1티스푼 정도 부어놓고 치약 묻힌 칫솔로 찍어가며 양치를 하는 것이 요령인데, 이때 손가락으로 잇몸을 마사지 해주면서 하면 더욱 좋다.
이가 부실하거나 잇몸이 약한 사람은 죽염 알갱이를 가지고 다니면서 입안에 물고 녹여 먹는 습관을 들이면 튼튼한 치아를 갖게 될 것이다.

자죽염은 머리카락을 건강하고 윤기 있게 가꾸어줄 뿐 아니라 탈모증을 예방하고 비듬을 없애주는 신통한 능력도 있다. 비누로 두피와 모발을 깨끗이 세척한 후 양손의 손가락 끝에 죽염을 묻혀 두피를 비비듯 1~2분간 마사지한다. 그리고 따뜻한 물로 헹구어주면 된다.
또 다른 방법은 머리를 감은 후 따뜻한 물에 죽염을 타서 마지막 헹구는 물로 이용하는 방법도 있다.

자죽염수 목욕은 피부의 노폐물을 제거해줄 뿐 아니라 피부미용을 비롯한 혈액순환 장애로 오는 질병에 특히 탁월한 효능을 보인다. 전신을 따뜻한 물로 가볍게 샤워한 후 죽염을 비벼 전신을 마사지 해준다. 비만부위, 관절부위는 충분히 마사지하되 죽염을 걸쭉하게 개어 바르고 사우나에 들어가 땀을 빼주면 더욱 좋다. 또 욕탕에 따뜻한 물을 받아 죽염을 타고 온몸을 담가줘도 좋은데, 혈액장애로 인한 질병은 물론 비만 해소에도 매우 효과적이다.

소금은 몸을 단단하게 한다. 동양의학에서는 모든 음식을 그 성질에 따라 음양으로 나누는데 양성식품은 속을 여물게 하고 조직을 단단하게 하는 성질이 있다고 보고 있다. 그 대표적인 것이 소금으로, 자죽염이 다이어트에 매우 효과적이다.
장이 깨끗해야 건강하고 오래 산다. 인체의 장은 7m 정도로 장속에 숙변 등 노폐물이 쌓여 있는 한 아무리 좋은 산삼 보약을 먹고 다이어트를 하여도 날씬한 몸매와 건강을 찾기가 힘들다. 죽염수를 물처럼 마시면 장청소는 물론 변비도 바로 해결된다.

이외도 니코틴은 성인병 및 동맥경화를 유발하는데 죽염수는 체내에서 경화된 혈관을 정상화시켜 성인병을 예방하고 니코틴을 제거하는 효과가 있다.
과음으로 인한 지방간, 고혈압, 성인병 등에 죽염수를 마시면 체내에 축적된 알코올성분(아세트알데히드)을 빠른 속도로 해독한다.

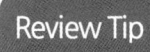

오늘날 음식은 왜 맛이 없을까?

과거보다 훨씬 풍성해진 먹을거리와 경제적인 윤택에도 불구하고 예전에 먹던 그 맛을 손쉽게 구할 수 없는 이유는 무엇일까? 오늘날 음식 맛이 없어진 데는 여러 가지 원인이 있겠지만 역시 소금이 가장 크게 작용한다고 여겨진다.

각종 공해와 독소 그리고 방부제를 비롯한 화학첨가제는 우리의 입맛을 흐려놓았다. 한편 과일이나 야채는 비닐하우스 재배나 화학비료를 사용한 것이 대부분이어서 미량원소가 과거 노지(路地)에서 무농약으로 재배한 것보다 많이 적어졌으며 계속 줄어들고 있다. 거기다 최고의 조미료인 소금마저 짜게만 정제한데서 사람의 미각이 둔화된 것이다.

'백 가지 맛 중의 으뜸은 소금이다'라는 말은 그저 짜기만 한 것을 의미하는 것이 아니라 음식이 가진 본연의 맛을 돋궈주는 구실을 한데서 나온 말이다.

실제로 단맛을 낼 경우 그냥 설탕을 타기보다 소금을 조금 첨가하면 더 달아지고, 식초에 소금이 들어가면 짠맛이 덜해진다. 우리말에 '간을 본다'는 것은 소금이 짠 것만을 의미하는 것이 아니라 음식의 종합적인 맛을 염두에 두고 하는 말이다.

자죽염을 원료로 한 식품, 약재, 화장품류

우리의 선조들은 일찍이 지역 특유의 간장, 된장, 고추장, 김치 등을 담그는 방법을 후손들에게 전해줌으로써 위생적인 식생활을 영위할 수 있도록 하는 슬기로움을 보여 주었다. 이미 일단의 실험을 통해서 그 영묘한 효능들이 확인된 이 신비한 식품의약, 즉 자죽염 간장, 자죽염 된장, 자죽염 고추장, 자죽염 김치의 활용방법과 자죽염수 및 죽력의 활용방법을 밝힘으로써 민간의료 차원에서 민속 약의 혁명을 발견하게 되리라 생각한다.

■ **자죽염 간장**
죽염간장은 해독성이 강한 쥐눈이콩으로 메주를 쑤어 여기에 소금 대신 죽염을 넣어 간장을 담근 것으로, 그 효능과

용도는 대단하다고 할 수 있다.

쥐눈이콩에는 두 가지가 있다. 속이 노란 서안태(鼠眼太)와 속이 파란 서목태(鼠目太)가 있다. 서안태는 겉은 검은색이고 속은 노란색이며 옛날부터 콩나물 콩으로 많이 사용돼 지금도 콩나물용 콩으로 널리 알려져 있다. 반면 서목태는 위에서 언급한 것처럼 겉은 검은색이고 속은 파란색이며 한방에서 약콩으로 널리 쓰여 약콩이라고 불리며 예전에는 요리에 많이 활용하지 않았으나 근래에 몸에 좋다고 하여 그 수요가 늘어나고 있다. 죽염간장은 약화 또는 파괴된 인체 조직을 빠른 속도로 회복시켜 줌으로써 치료와 예방에도 탁월한 효능이 있는 것으로 알려져 있다.

먼저 쥐눈이콩을 푹 삶은 뒤 거기에 누룩을 섞어 띄우는 방식으로 만들어진다. 이렇게 만든 메주를 약 24시간가량 바짝 말려서 분말한 뒤 여기에 육계(肉桂)가루와 감초가루를 혼합하고 맑은 물을 푹 끓여 식힌 다음 죽염가루를 타서 앞의 가루와 함께 좋은 간장독에 넣고 일정기간이 지나 간장이 다되면 간장을 뜨게 된다. 간장을 뜬 뒤에는 반드시 약 1되 이상 줄어들도록 푹 끓여 두고 쓰도록 한다.

메주를 분말하여 간장을 담그면 약 7~20일 사이에 간장을 뜰 수 있고 통메주로 담그면 약 30일 가량 경과해야 간장을 뜰 수 있게 된다. 간장을 뜨고 난 찌꺼기는 삼베자루에 걸러서 된장과 고추장을 담그면 된다.

죽염간장은 죽염에 비하여 그 해독작용이 보다 더 강하다. 따라서 공해독으로 인한 체질병, 즉 공해독의 독성이 피에 범하여 피가 상하고, 상한 피가 염으로 변하여 균이 왕성해지면, 온몸으로 퍼져 각종 암, 괴질 등 난치병이 되는데, 이때 죽염간장을 혈관 속에 주사하면 먹는 것에 비하여 훨씬 효과가 빠르고 정확하다.

또한 파괴된 조직을 신속히 아물게 하는 작용을 지니고 있어 위궤양, 십이지장궤양 등 각종 궤양에 특히 눈부신 효과를 발휘할 뿐 아니라 각종 암종과 피부병, 습진, 무좀, 눈병, 축농증, 중이염 등에도 내복하고 넣고 바르면 즉시 반응을 보이기 시작, 얼마 안가서 곧 회복되는 신비한 효능을 지니고 있다.

■ 자죽염 된장

메주콩으로 메주를 잘 만든 다음 말린 메주를 잘게 부순다. 적량의 끓인 죽염물과 잘 버무려서 적당한 용기(항아리)에 넣고 숙성 발효시킨다. 메주를 잘 말려서 잘게 부순 다음 간장 제조방법인 침수과정을 거치지 않음으로써 메주 고유의 맛과 영양을 보안해 끓여서 식힌 죽염수와 배합한 다음 적당한 용기에 넣고 숙성 발효시키는 방법으로 보다 향상된 맛과 품질의 된장을 제조할 수 있다. 죽염된장은 죽염간장을 뜨고 난 것들을 모아 만드는 것으로써 질병 예방에도 큰 도움이 된다.

된장은 예로부터 화상이나 그 밖의 상처치료에도 사용되었으며 감기와 열병에도 효능이 있는 것으로 알려져 있다. 일상생활에서 섭취하는 음식과 치료제 효능의 근원을 동일한 것으로 인식한 조상들의 식약동원(食藥同原) 지혜를 엿볼 수 있는 단면이다.

■ 자죽염 고추장

죽염과 더불어 우리 식생활 속에 가장 깊숙이 자리 잡고 있는 음식이 바로 고추장이다.

죽염고추장 또한 죽염간장을 뜨고 난 찌꺼기를 모아 만드는 것으로써 인체의 건강에 유익하고 고추장을 제조하는데 쓰이는 각종 재료에 함유된 독성분을 제거함으로써 인체에 무해할 뿐만 아니라 면역기능이 증강된 죽염고추장을 만날 수 있는 것이다.

고추장에 함유된 각종 독성분이 제거되고 각종 약성물질이 생성되어 인체의 건강에 유익한 고추장을 섭취할 수 있다.

■ 자죽염 김치/무짠지

자죽염 김치는 특별한 인위적 작위를 가하지 않고 자연스런 식생활 속에서 환자들 자신도 모르는 가운데 병이 호전, 치유됨은 물론 일반인들도 건강을 유지하고 질병 예방 및 치료를 이룰 수 있는 신비의 음식물이다.

자죽염 김치를 담그는 데에는 다음 세 가지 방법 중 하나를 쓴다. 가장 기본적인 것은 위암, 위궤양, 위하수, 소화불량, 십이지장암, 대장암, 소장암, 식도암, 식도염 등의 환자들에게 특히 좋은 효과를 보여주며 일반인들의 질병 예방과 건강 유지를 위한 음식물로도 매우 훌륭한 무김치이다.

각 재료의 섞는 비율과 담그는 방법은 다음과 같다.

- 무 10근을 깨끗이 씻어 물기를 없애고 썬 뒤 죽염가루를 뿌려 절여 놓는다. 약 24시간가량 지난 다음, 여기에 생강, 대추 1근, 대원감초 5냥을 푹 삶은 물에 죽염가루를 타서 조금 짜게 간을 맞춰 부으면 죽염무김치가 된다.

다음은 신장염, 신장암, 방광염, 방광암 등 각종 방광병과 간염, 간암, 담낭염 등 각종 간·담병 환자들에게 특히 좋은 김치로써 각 재료의 섞는 비율과 담그는 방법은 아래와 같다.

- 무, 배추 각 5근, 오이 1근을 깨끗이 씻어 물기를 없애고 가늘게 썬 다음 죽염가루를 뿌려 절여 놓는다. 약 24시간가량 경과한 뒤 여기에 민물고둥 큰되 1되, 생강, 대추 각 1근, 대원감초 5냥을 푹 삶은 물에 죽염가루를 타서 조금 짜게 간을 맞춰 부으면 죽염김치가 된다.

또 한 가지는 폐결핵, 폐렴, 폐암, 기관지염, 기관지암, 폐선염, 폐선암 등 각종 폐·기관지병과 각종 공해독의 중독 환자들에게 특히 좋은 김치로 각 재료의 섞는 비율과 담그는 방법은 다음과 같다.

- 무 10근, 오이 1근을 깨끗이 씻어 물기를 없앤 다음 썰어서 죽염가루를 뿌려 절여 놓고 약 24시간가량 지난 뒤 여기에 생강, 대추 각 1근, 대원감초 5냥을 푹 삶은 물에 죽염가루를 타서 조금 짜게 간을 맞춰 부으면 또 하나의 죽염김치가 된다.

세 가지 죽염김치 모두 일반 김치에 비해 조금 짜게 담그는 것이 좋다. 무와 배추는 천상 두성정(斗星精)과 벽성정(壁星精)을 응하여 화생한 채소로 잘 이용하면 인체에 매우 유익한 음식물이 된다.

무는 죽염에 절이면 우수한 소화제이자 거악생신제가 되고 배추와 오이는 죽염에 절이면 해독제가 되고 수분을 잘 통하게 하며 무와 합세하여 소화력을 증강시키는 작용을 한다.

■ 죽력(竹瀝)/청수(淸水)

죽(竹)이라는 글자는 옛글자 초(艸)를 뒤집어 놓은 모양이다. 이것은 겨울에도 살기 때문에 풀과 구별하기 위한 것이다. 또한 대나무는 강하지도 않고 부드럽지도 않은 것이 풀도 아니고 나무도 아니라고 하였으며 종류에 따라 속이 차고 차지 않은 정도가 조금 다르지만 마디가 있는 것이 같다고 하였다. 죽력이란 말은 대나무에서 물방울처럼 떨어진 즙이란 뜻이다.

죽력은 중풍으로 가래가 기도를 막을 때, 폐열로 해수와 가래가 심할 때, 소아경풍, 전강, 고열, 가슴답답증, 고혈압, 고혈당증에 사용한다.
약리작용은 알코올 분해작용, 항균작용, 콜레스테롤 강하작용 등이 보고되었다.
생김새는 청황색 또는 황갈색의 즙액으로서 투명하고 타는 냄새가 난다. 죽력을 섭취할 때는 생강차 반 컵에 커피스푼으로 1스푼을 섞어 복용한다. 이는 〈의학입문〉에 죽력(竹

瀝)은 생강즙이 아니면 경락에 이르지 못하니, 죽력 6, 생강즙 1의 비율로 배합하여 쓴다고 나타나 있다.
참고로 동의보감에 기록되어 있는 죽력을 짜내는 방법을 간략하게 소개 한다.

"재청대죽(裁靑大竹. 색깔이 푸른 큰 참대)들을 2자 정도 되게 잘라 두 쪽을 내고(배를 갈라), 침정수일숙(浸井水一宿. 우물물에 하룻밤 담가 둠)하고, 전(塼. 벽돌) 2장을 적당한 간격으로 놓고 참대나무 양쪽 끝을 벽돌 밖으로 1~2치 정도 나가게 걸쳐놓고, 센불로 참대를 달구면서 참대의 양쪽 끝으로 나오는 진을 그릇에 받아 면(綿)으로 된 천으로 찌꺼기를 걸러내서 제거하고, 사기로 된 병에 보관하는데, 여름철에는 찬물에 넣어 참대기름이 더워지지 않게 하고, 겨울철에는 따뜻한 곳에 보관하여 얼지 않도록 한다."

청수는 잎은 연한 녹색의 오각형이고 3갈래로 갈라져 있으며 잎의 크기는 중간 정도이다. 알은 둥글고 알맹이는 부드럽다. 겉껍질은 녹색빛을 띤 노란색이며 알맹이와 겉껍질이 잘 떨어진다. 씨앗은 그 흔적이 남아 있거나 연한 상태이다. 신맛은 강한 편이나 그냥 먹기에 좋다.
9월 초가 되면 열매가 익고 다 익은 뒤에도 열매가 떨어지거나 상하지 않아 천천히 수확해도 된다. 꽃이 잘 떨어지지 않아 열매가 잘 달린다. 지나치게 비옥한 토양이나 많은 양의 질소비료 등의 환경에서는 열매가 잘 달리지 않게 된다. 청수는 각종 눈병 치료제로 사용되며 특히 안질, 상처 부위에 이용된다. 초기 백내장 치료가 가능하며 눈썹이 세균이나 박테리아에 의해 빠지거나 감염이 된 경우에도 죽염수나 유죽연고를 바르면 아주 잘 낫는 것으로 알려져 있다.

■ 자죽염 치약/ 양치액

치약이 없었던 과거에는 소금과 지푸라기만으로 이를 닦았다고 한다. 이는 소금이 지니는 살균효과와 해독작용 그리고 지푸라기를 이용한 이물질의 제거기능이 컸기 때문이다. 소금의 입자가 커서 양치를 하는데 불편함이 있었을 것으로 사료되지만 소금의 작용을 경험적으로 습득한 조상의 지혜가 아닌가 한다.

충치 예방을 위해 수백 년 동안 연구해온 결과물이 바로 치약이다. 또한 치약에는 이를 잘 닦이게 하는 미세한 연마제와 여러 가지 충치 예방성분이 들어 있다. 그럼에도 불구하고 죽염을 원료로 한 치약과 양치액의 등장은 소금의 소독효과가 잇몸질환의 예방에 도움이 되기 때문이다. 대중목

욕탕에 가보면 흰 소금을 나무나 플라스틱 통에 담아 입구에 비치해 놓은 것을 볼 수 있다.

치약을 주로 사용하지 않았던 어른들을 위한 배려로 볼 수도 있지만 대중의 인식에 자리 잡은 소금의 그러한 효과를 반증하는 결과라고 볼 수 있다.

하지만 소금의 입자가 커서 칫솔에 발라 바로 양치하기에는 불편함이 있다. 그러므로 소금으로 이를 닦기 원한다면 진한 소금물 용액을 만들어 치약으로 이를 닦은 후에 사용하는 것이 바람직하다고 할 수 있다.

이러한 불편함을 없앤 것이 죽염치약의 등장이다. 죽염으로 만든 치약은 이미 시중에서 큰 인기와 효능을 입증 받고 있는 상태다. 주지하다시피 죽염치약은 잇몸질환에 탁월한 효과가 있음이 이미 과학적으로 증명이 된 상태이다. 특히 국내 대기업에서 시판중인 죽염치약의 우수성은 이미 세계가 인정한 것이며, 한방의 우수성이 입증된 결과이다. 죽염치약의 해외 성공 요인 중 특히 중국 치약시장에 죽염치약의 약진은 과거에는 없던 '소금'이라는 개념을 도입한 것과 철저한 프리미엄 전략, 다양한 마케팅 활동 때문이라 할 수 있다. 물론 이러한 전략적 성공의 이면에는 중국인들이 과학적 경험적으로 인정한 죽염의 진정한 효능에 대한 믿음과 신뢰가 밑바탕에 깔려 있는 것이다.

또 시장을 선점한 콜게이트가 kg당 3.7달러, P&G의 크레스트가 5.3달러에 판매하는데 비해 죽염치약은 7.2달러의 높은 가격으로 판매되고 있다.

AC닐슨이 조사한 베이징시 대형매장의 2005년 말 기준 치약 시장점유율을 보면 콜게이트가 33%, 크레스트가 23%를 차지하고 있으며 죽염치약은 9%를 차지하고 있다. 그러나 죽염치약의 시장점유율은 2002년 4%, 2003년 7%, 2004년 6월 8% 등으로 매년 상승추세를 보이고 있으며 고가제품 시장에서 증가하는 점유율만 보더라도 그 약진은 실로 대단하다고 하겠다.

그렇다면 죽염치약의 이러한 약진에는 분명한 이유가 존재한다. 잇몸질환의 예방과 치료효과가 바로 그것이다. 풍치 때문에 고생하는 사람이나 잇몸에서 피가 나거나 염증으로 고생할 때 죽염치약이 효능을 발휘하는 것이다. 조금 더 직접적인 효과나 양치 후의 개운함을 원한다면 죽염분말을 이용한 양치도 좋은 방법이라 하겠다. 입자가 곱기 때문에 소금을 직접 사용할 때 오는 잇몸의 마모나 불순물의 제거에 훨씬 효과적이며 죽염치약을 사용할 때 느끼는 개운함보다 더 크기 때문이다.

또한 죽염 양치액으로 구강을 헹궈주면 입안이 상쾌하고

개운해진다. 각종 공해나 먼지, 그리고 매연으로 인해 호흡기에 많은 문제가 생기는 현대인에게 적극 권유하고 싶은 호흡기 및 구강관리법이라 할 수 있겠다.

■ 자죽염 비누/화장품

죽염은 이미 기술한 바와 같이 세포재생 및 생신, 해독, 정혈작용에 특히 효능이 있다. 또 천연생약에서 얻어지는 각종 미네랄 함유 성분을 통해 미백, 소염, 피부보습 작용이 탁월하다.

현대인들의 민감한 피부에 적합하도록 개발된 것이 죽염비누다. 죽염을 주원료로 하여 백렴, 덩굴초, 유근피, 백강잠 등 천연생약에서 엑기스를 추출하고 알로에, 스쿠알렌, 인삼 등의 영양성분을 배합하여 만든 것이다. 이는 죽염과 생약의 약초성분이 어우러져 인체 내의 분비물과 각종 공해 속의 더러운 먼지를 깨끗하게 세정함은 물론 피부에 충분한 영양을 공급하여 탄력 있고 부드러운 피부를 오래 간직할 수 있다 하겠다.

최근 이러한 피부의 트러블이나 노화문제를 외과적인 치료에 의존하는 경향이 늘고 있는데 나쁘다 단언할 수 없겠지만 그 근원적인 문제나 치료법에 대한 관심과 노력이 있다면 충분히 극복할 수 있는 문제가 아닌가 한다.
여드름이나 피부 가려움증 등의 피부염증은 체내의 염분부족으로 인해 발생되는 경우가 빈번한데 죽염비누를 이용해 충분히 거품을 내어 마사지하면 막혀 있는 모세혈관이 열리며 혈액순환이 원활해져 염증치료에 효과적이다.

죽염을 이용한 화장품류(머드팩, 폼클렌징)는 다양하게 개발되어 시판되고 있다. 죽염머드팩은 카올린 등의 클레이 머드 성분에 죽염과 맥반석을 가미하여 제조한 제품으로 피부 노폐물과 메이크업 잔유물 등을 제거하여 피부를 청결하게 유지시켜 주며 살결을 부드럽게 해준다.

■ 자죽염 유황마늘

마늘을 껍질 채 장작불에 구워 자죽염가루에 찍어 먹는 것이다. 반드시 토종 밭마늘을 사용하여 황토흙을 솥바닥에 깔아 그 기운을 이용하여 장작불로 구워 먹으면 어떤 난치병에도 반드시 통한다.
자죽염 유황마늘은 마늘이 황토기운을 받아 자죽염 속의 유황성분이 함께 어우러져 소나무 장작의 불기운과 합쳐진 복합신약이다. 산삼보다도 더 효과가 좋다고 할 수 있다.
하루 6쪽씩 매일 먹으면 무병장수 할 수 있다.

■ 자죽염 유황오리

유황오리는 말 그대로 유황을 먹인 오리를 말한다. 현대인의 질병은 대부분 화공약독이 몸속에 쌓여서 생긴다. 따라서 병을 고치려면 몸속의 독을 풀어주어야 한다. 몸속의 독을 푸는 데는 오리가 최고의 약이다.

유황오리는 인체를 해독할 뿐만 아니라 원기를 보충시켜 줌으로써 몸 스스로 병과 싸워 이기게 하는 것이다.

즉, 유황오리는 강력한 해독력을 가진 것이다. 오리고기는 짠데, 그것은 염도가 높기 때문이다.

백금(白金)에 들어 있는 염도가 해독능력을 높인다. 소금이 백금에서 이루어지므로 자죽염 속에는 백금성분이 강하고, 영약이 되는 것이다.

특히 오리의 뇌수 속에 극강한 해독제가 들어 있어 오리에게 유황을 먹여 오리 몸과 머리 부분을 이용하는 것이다.

오리뿐아니라 개, 돼지, 닭, 염소 등 동물들의 몸을 빌어 약을 만드는 경우도 있다. 즉 동물의 호흡작용을 통해 공간 색소 중의 약분자를 합성하는 것이다.

따라서 유황오리를 비롯한 육류는 끓일 때나 고기를 먹을 때 유황성분이 가득한 자죽염가루로 간을 맞추어 먹고 가루를 찍어 먹으면 최고의 영약이 되는 것이다.

■ 자죽염 마른명태

황태(黃太) 즉 마른명태는 몸속에 쌓인 독을 풀어주는 약이다. 황태는 독사의 독, 연탄가스의 독만을 풀어주는 것이 아니라 몸 안에 쌓인 각종 독을 청소해주기 때문에 일주일에 한 번 정도는 황태국을 끓일 때 자죽염가루로 간을 맞추어 먹어야 한다. 이렇게 하면 각종 독으로부터 침범하는 병을 예방할 수 있다.

■ 자죽염 홍화씨

홍화씨가 뼈에 좋다는 것은 다 알려져 있지만, 자죽염과 산삼, 홍화씨를 함께 먹으면 최고의 신약이 되는 것이다. 홍화씨는 뼈에만 약이 되는 것이 아니라 인간의 수명을 연장시킨다는 사실이다.
홍화씨를 볶아서 가루를 내어 자죽염가루와 생강 감초탕에 곁들여 먹으면 무병장수에 최고의 약이 되는 것이다.

■ 자죽염 다슬기

망가진 간을 복구시키는 데는 다슬기(민물고둥)가 최고의 약이다. 다슬기에 자죽염가루를 넣어 녹을 때까지 오랫동안 달이면 다슬기의 껍질과 몸에서 파란 물이 나오는데 살에서 나온 물은 신장을 도와주고 껍질에서 나온 물은 간을 도와준다고 한다.
다슬기 달인 물은 냉장고에 보관하여 하루 3컵씩 자죽염가루에 간을 맞추어 마신다.

■ 자죽염 무엿

"무엿"은 원기회복의 보약이자 신경을 안정시키고, 폐와 기관지의 여러 아픈 곳을 두루두루 다스린다. 위장의 아픈 곳도 함께 다스려 튼튼하게 한다. 서리가 내리면 땅속의 토성분자(土性分子)의 기운이 스며드는데 그렇게 되면 매운 맛이 물러나고 단맛이 스민다. 산삼의 기운을 지니고 있어 힘이 없는 사람에게 좋다. 달일 때 자죽염가루와 마늘, 백개자, 산대추와 함께 달여 먹는다.

■ 자죽염 커피

누구나 즐겨 먹는 기호식품 중 하나인 커피는 카페인에 중독이 될 정도이다. 커피에 자죽염가루나 알갱이를 녹여 마시면 카페인의 피해를 줄이고 맛과 향이 뛰어나다. 또한 칼슘을 분해할 때 방해하는 기능을 줄이게 한다. 운전 중 졸음방지와 공부할 때 집중력을 상승시킨다.

자죽염 커피는 칼슘 흡수율을 높이고 몸속 칼슘을 배출시키지 않게도 하며, 특히 남성 정력증강에 큰 역할을 담당한다.

온몸의 신진대사 능력을 증가시켜주고, 위액분비를 촉진시켜 소화를 돕고 신장의 이뇨작용을 도와준다.

■ 뽕잎 · 누에 · 오디 자죽염

뽕잎식품이나 오디라는 과일은 뽕나무를 심어 누에를 키워 실크를 얻고, 번데기, 동충하초까지 여러 신물질을 얻을 수 있는 양잠산물이다. 지금까지 밝혀진 것만으로도 양잠산업을 국가프로젝트 특산물로 특구화시켜 성장동력산업으로 발전시켜야 되는 이유가 여기에 있다.

농촌진흥청과 변산 부안군에서 발표한 자료에 의하면 뽕잎은 당뇨병을 예방하고 고혈압을 억제하고 동맥경화증을 예방하며 콜레스테롤의 증가를 억제하며 변비를 개선하고 다이어트에도 큰 효과가 있음을 밝혀냈다.

전북 부안군 유유마늘에 세계 최대의 양잠단지가 있다.

자죽염가루와 함께 복용할 때나 음식 식재료로 간을 맞추어 쓸 때 혈압강하 물질인 GABA가 녹차의 10배 이상 풍부하여 건강기능식품으로 뛰어난 기능을 발휘한다.

자죽염 속의 풍부한 칼슘은 시금치의 50배 이상이 들어 있어 뽕잎의 식이섬유물질이 합쳐져 다이어트에 놀라운 효과를 발휘한다.

또한 누에가루와 자죽염가루를 섞어 먹으면 맛과 향이 뛰어나고 먹기에도 편하다. 아울러 밥 지을 때 자죽염가루를 넣어 밥을 하면 밥맛이 아주 뛰어나다.

누에, 동충하초는 항암효과가 뛰어나 50% 이상 고혈압이 억제되고 면역증강 물질인 지모산(Zymosan)이 2배 이상 활성화시켜 GOT, GPT 수치의 현저한 감소를 통해 간을 완벽하게 보호해준다.

이밖에도 양잠물질은 각종 기능성식품이나 화장품, 의약품에 적용하여 고부가가치를 창출할 수 있는 위대한 새만금시대를 열어가는 산업이라 하겠다.

■ 양파 · 민들레 · 헛개열매 · 산수유 자죽염

토종 양파와 민들레, 헛개열매, 산수유를 수확하여 황토 토굴에서 48시간 구워 말려 가루를 내어 자죽염 가루와 혼합하여 복용하고 음식의 맛과 간을 내면 아무리 오래된 병과 파괴된 인체도 정상으로 복원된다. 소금을 일체 사용하지 않고 양파, 민들레, 헛개열매, 산수유 자죽염으로 6개월 이상만 사용하면 상상할 수 없는 인체 복원과 항산화면역력을 경험할 수 있기 때문이다. 어떠한 질환도 반드시 통한다.

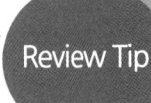

다양한 병을 같은 방법으로 치료한다?

인체 내의 pH 분포를 보면 위액은 산성을 나타낸다. 위장병 환자들의 대부분은 위액이 너무 많아서 탈이다. 현대의학은 소금이 위장에 부담을 준다고 하는데 정제염은 산성이기에 그럴 수밖에 없다. 당연한 이치다.

그러나 죽염은 알칼리성 식품이다. 알칼리성인 죽염과 산성 체액은 체내에서 중화반응을 일으켜 새로운 산, 알칼리의 균형을 이루므로 위장병 외에도 많은 질병을 치료하게 된다. 죽염의 이병동치(異病同治)를 이해할 수 있는 중요한 대목이다. 한 가지 채소를 연속해서 같은 땅에 심지 않는다. 이것은 토양의 알칼리와 산의 균형을 위해서이다. 호박, 콩, 양배추, 수박, 무, 당근, 시금치, 토마토 등은 알칼리성 식품이고 옥수수, 파, 메밀, 완두 등은 산성식품이다. 이러한 것들을 교차 재배함으로써 토양의 산, 알칼리의 균형을 유지시킬 수 있다.

자핵죽염 원석

자핵죽염은 자죽염 중에서 10%밖에 얻을 수 없는 붉은 황금죽염이다. 모든 과일에도 씨가 있듯이 자죽염에도 씨(핵)가 있는 것이다. 오행단(五行丹)을 머금은 붉은빛 에너지가 아홉 번 화기(火氣)에서 탄생된 핵분자(核分子)인 것이다.

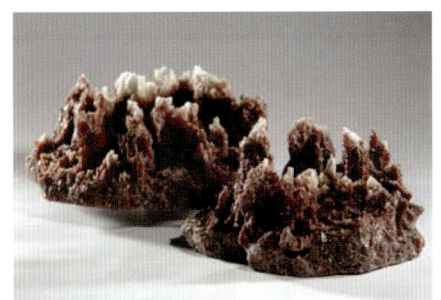
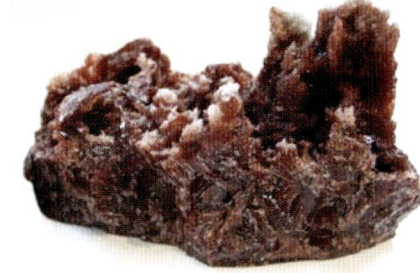
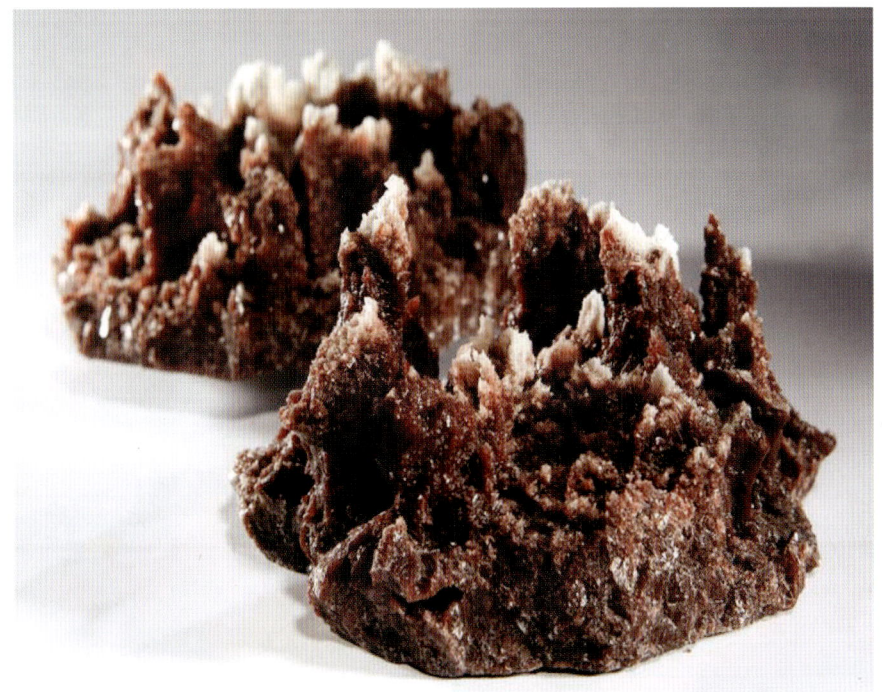

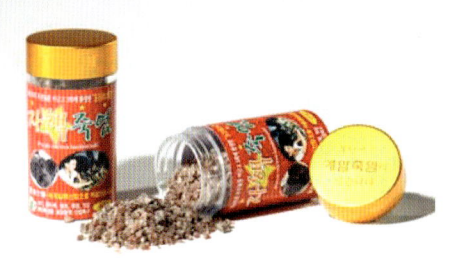

자핵죽염

아홉 번의 소나무 송진의 불속 (2500℃ 이상에서 용융한 자죽염이어야 함)에서 재탄생한 완성된 자죽염. 항산화력이 뛰어나 강한 면역력을 지닌다.

자죽염 중에서 10%밖에 얻을 수 없는 황금이다. 녹여먹기 좋게 콩알만하게 만드는 게 좋다. 상비약품으로 필수다.

산화환원 전위측정시 -500mv 이상이 되어야 하고 pH 수소이온농도가 10이상 되어야 한다. 전 세계에서 찾을 수 없는 우리나라만이 갖고 있는 위대한 붉은 핵소금이다.

자죽염 치약제품, 양치용 죽염

지난 1993년 개발된 이래 꾸준히 소비자에게 사랑 받아온 전통 죽염치약이다. 우리나라 및 중국에서 크게 히트하고 있는 치약이다.

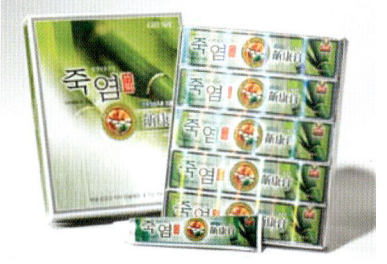

구강질환의 염증이나 상처를 다스리는 호랑이풀에 죽염가루를 곁들인 치약으로 양치질 후 입안이 개운하고 상쾌하여 추천할만한 치약이다. 전 세계에서 주목받고 있는 최고의 치약이다.

양치용 죽염은 칫솔에 숨겨진 수많은 세균덩어리를 제거 시켜준다.

죽염가루를 물 컵에 용해시킨 죽염용액에 담가 보관하여 사용하면 세균을 제거할 수 있고 잇몸질환을 평생 예방할 수 있다.

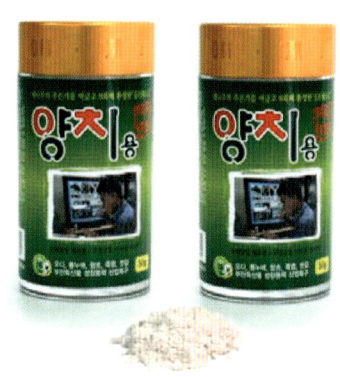

자죽염 간장, 된장, 커피

자죽염가루를 활용하여 전통방법 그대로 장맛을 재현해낸 간장이다.

10년 이상의 발효기간을 거쳐야만 자죽염 간장만의 강한 항산화력과 환원력을 지닌다.

20년 이상 발효된 자죽염 간장은 그 효능과 약효를 측정할 수 없을 정도로 공해시대 최고의 약이다.

자죽염가루를 첨가해서 만든 죽염커피가 개발 시판되어 인기를 끌고 있다. 일반 커피에 비해 입안이 개운하고 맛과 향이 뛰어나다.

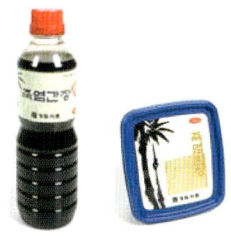

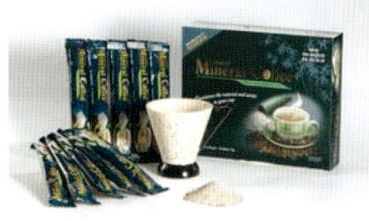

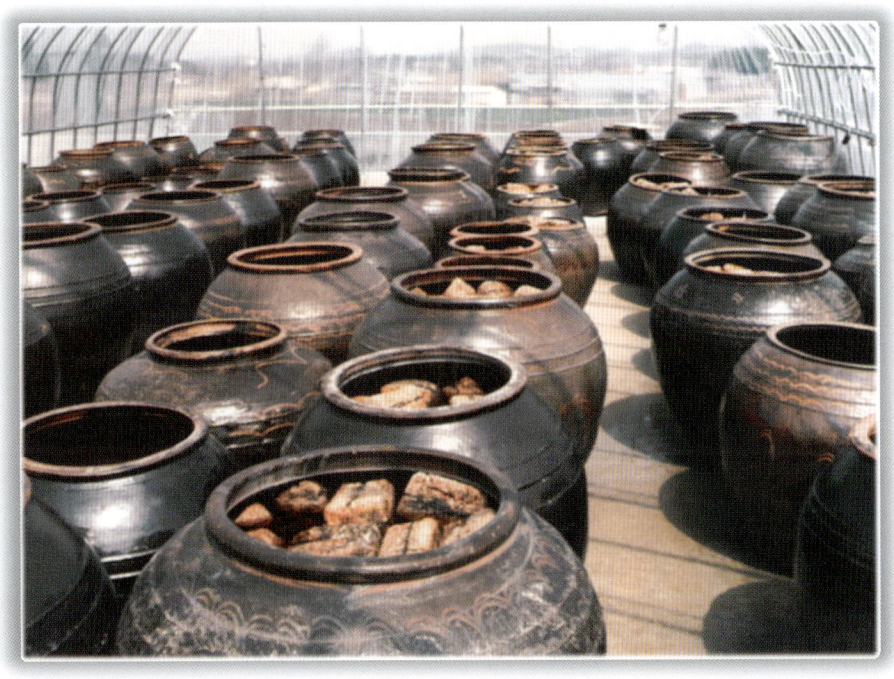

밭마늘, 다슬기

자죽염가루를 넣고 다슬기를 푸른 물이 나올 정도로 달여 먹으면 파괴된 간을 다스린다. 죽염과 다슬기는 식품과 약에 있어 특별한 약효궁합을 지닌다. 유황성분이 가득한 밭마늘을 껍질째 대나무 숯불에 구워 자죽염가루를 찍어 먹으면 공해독과 몸속의 독소, 노폐물을 배출시키는데 최고의 약이 된다. 파괴한 세포를 다스린다.

자죽염과 마늘 구워먹기 운동은 국민건강식생활 캠페인 운동이라도 벌여할 정도로 최고의 식품환원제다.

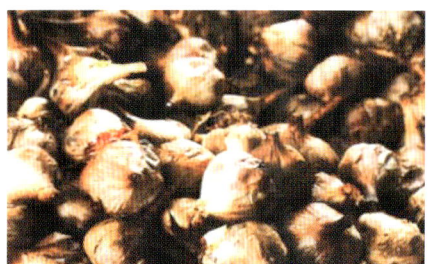
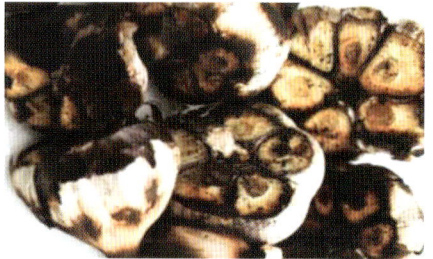
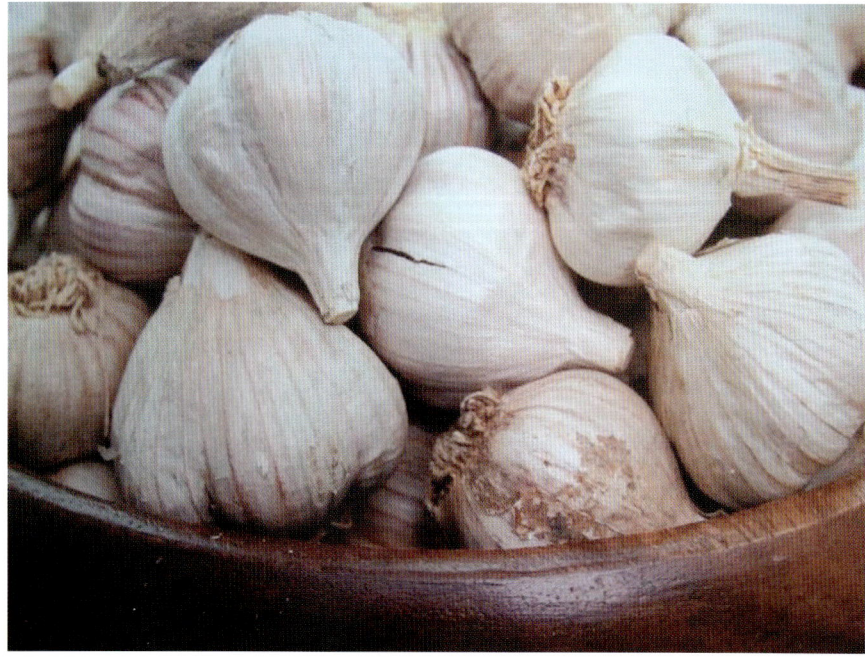

홍화씨

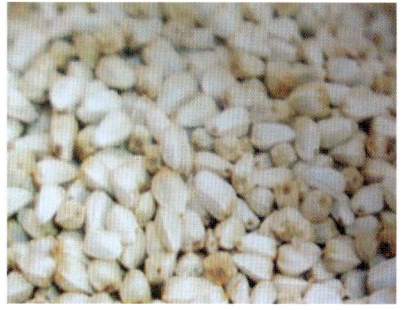

홍화씨를 볶아 가루로 만든 뒤 자죽염가루와 섞어 생강수와 함께 먹으면 최고다. 홍화씨와 자죽염가루를 조금 섞어 달인 물로 마셔도 좋으며 육쪽 밭마늘과 죽염을 함께 먹으면 반드시 장수하는 삶을 누릴 수 있다. 불면증에 최고의 약이다. 부러진 뼈에는 더욱 좋다.

유황오리

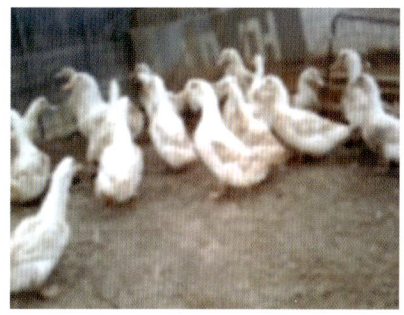

오리는 강력한 해독제다. 유황오리에 오리 뇌수를 그대로 넣고 자죽염가루에 달여 먹으면 공해독을 해독하는데 최고의 약이 된다. 유황 먹여 키운 오리면 더욱 좋다.

유황오리의 뇌수에는 죽을병도 살릴 수 있는 구세의 신방이 있다. 유황죽염마늘과 죽염 유황오리를 함께 먹으면 죽을 사람이 의지해도 좋을 정도다.

바지락

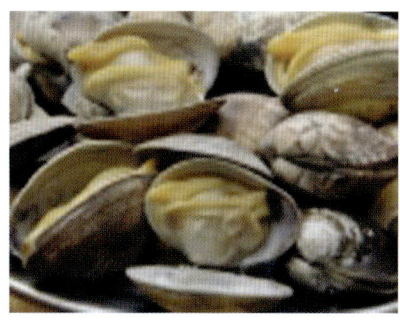

서해안 갯벌에서 수확하는 바지락이 좋다. 탕이나 죽으로 만든 음식으로 숙취해소 및 해독능력이 뛰어나 특히 변산의 특산명품으로 자리 잡았다. 자죽염가루로 간을 내면 맛과 향이 뛰어나 외식산업에 경쟁력을 가진 최고의 음식이라 할 수 있다.

오디, 뽕, 누에, 함초

까만 오디는 뽕나무 에너지가 모인 열매로 당뇨와 오장에 이로워 귀와 눈을 밝게 하여 배고픔을 잊게 해준다.
뽕나무, 오디, 누에 등에는 노화억제물질 C3G라는 천연색소가 다량 함유되어 있다.
열매인 오디를 누에가루와 함께 가루 내어 자죽염가루와 섞어 먹으면 반드시 무병장수한다. 또한 함초는 염전 뚝에서 자라는 인동초같은 소금풀인데 가루 내어 자죽염가루와 곁들이면 여성 부인병을 다스릴 수 있다.
누에, 오디, 뽕, 함초의 식품산업은 부안 변산 유유마을에 7만여 평의 세계 최대의 실크 프로젝트 사업이 국가차원에서 펼쳐지고 있다. 부안군이 세계무대에 펼쳐 보일 것이다.

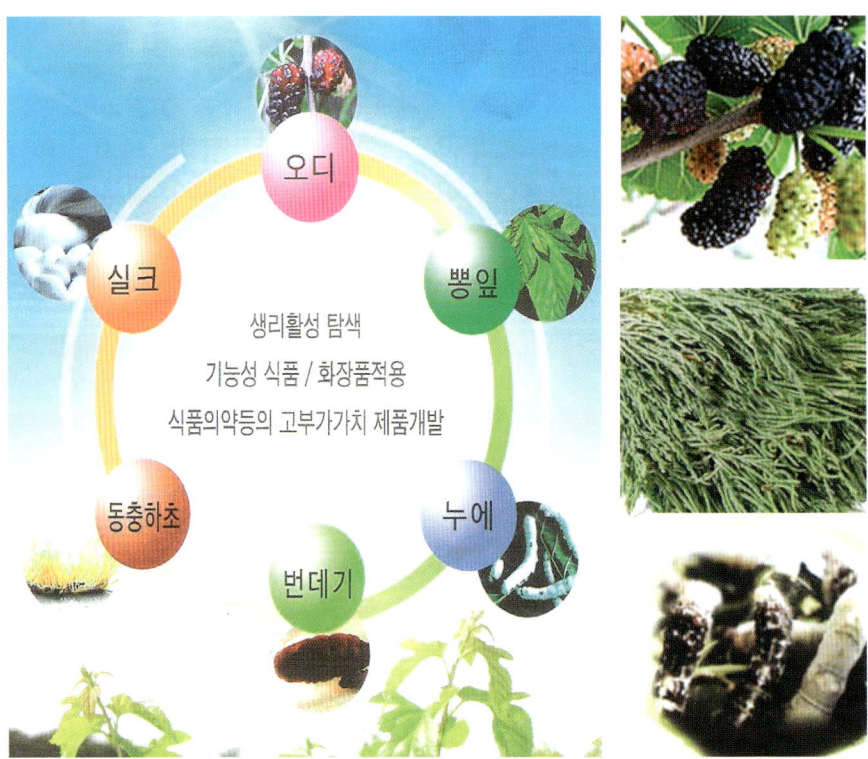

오디·뽕잎의 기능

누에가 먹고 자라는 뽕은 비단을 만드는 나무라 하여 예로부터 신목(神木)이라 부르며, 누에가 먹고 자라기 때문에 공해가 없는 청정지역에서 자라야 한다.
뽕잎은 전래의서인 '동의보감'과 '본초강목'에서 중요하게 다루는 건강 약재로도 널리 알려져 있다.
뽕나무는 잎으로 누에를 키우며, 오디를 선사하고 뽕잎, 가지, 뿌리 모두 차와 약재로 이용되며 종이도 만들어주어 뽕나무는 하나도 버릴 것이 없는 인간에게 이로운 나무다.

동의보감에 표현되어 있는 오디와 뽕의 특징

•오디의 특징
오디는 성질이 차고 맛이 달며 독은 없다. 소갈증을 낫게 하고 오장을 편안하게 하며, 검은 오디는 뽕나무의 정기가 다 들어 있다.

•뽕잎의 특징
뽕잎은 성질이 따뜻하고 독이 없다. 각기와 수종을 낫게 하며 대·소장을 잘 통하게 하고 기를 내리며 풍으로 오는 통증을 멈추게 한다.

•뽕잎의 기능성 효과
당뇨병 예방, 고혈압 억제, 콜레스테롤 억제 및 동맥경화 예방, 변비개선 및 다이어트, 중금속 흡착 및 배출

오디를 이용한 음식

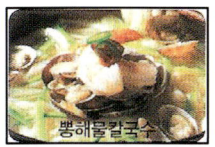
뽕해물칼국수

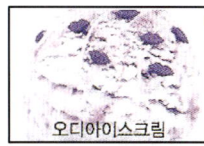
오디아이스크림

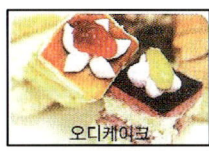
오디케이크

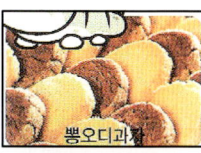
뽕오디과장

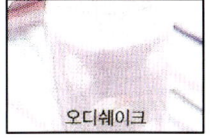
오디쉐이크

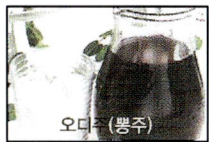
오디주 (뽕주)

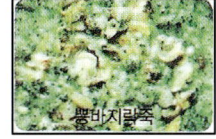
뽕바지락죽

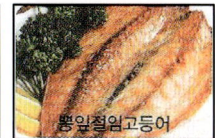
뽕잎절임고등어

누에의 쓰임새

●영양만점 번데기
레시틴이 풍부해서 아이들의 성장 및 발육에 도움이 되며 뇌조직과 신경구성에 필수인 인지질 성분인 레시틴이 풍부하다.

●의약품
한국형 비아그라인 누에그라를 비롯, 당뇨와 암치료제의 원료물질로 활용되고 있다.

●건강식품
누에 분말이 식품의약품안전청으로부터 혈당 조절 효능이 있는 건강기능 2급 식품으로 인정받았으며, 혈당 조절 인체 시험 결과 건강기능식품으로 인정받았다.

●우수 섬유 실크
누에가 만들어내는 실크는 섬유의 여왕이라 불릴 만큼 섬유의 강도나 아름다움에서도 우수한 섬유라 할 수 있다.

●약용버섯 동충하초
동충하초는 중국에서 예로부터 불로장생 강정강장의 비약으로 아주 귀하게 여겨 왔었다.

●화장품
누에 기름은 피부건조증에 효과가 있고, 오메가 3 지방산이 들어 있다는 점이 밝혀지면서 화장품 개발에도 나섰다. 흡수 속도가 빨라 피부 보습에도 도움을 준다.

4장
자죽염은 항산화식품의 왕자

자죽염 단식해독법

병에 따라 자죽염을 사용하는 방법도 여러 가지가 있다. 가장 바람직한 자죽염 요법은 자연식을 곁들이는 단식해독법인데, 모든 만성병환자들에게 적용되는 가장 기본적인 요법이다. 그 구체적 방법은 아래와 같다.

- 제1단계(숙변제거과정)

기간은 3~7일로 한다.

죽염을 설명서대로 먹으면서 단식을 한다(단식은 식생활로 인한 독소의 체내 진입을 최대한 막고 대사기능을 강화하여 해독효과를 최대한 높여주는 수단이다).

단식법의 세 가지 방법을 소개한다.

1) 현미잡곡밥과 야채생식을 하루에 한 끼 내지 두 끼씩

먹되 그 양은 최대한 줄인다.
2) 무공해 압축 영양보조식품으로 식사를 대용할 수 있다.
3) 생수만 마시면서 음식을 일절 금한다.

이상 세 가지 수단을 체질에 따라 선택하되 마지막 방법은 전문가나 경험자의 지도와 자문을 받는 것을 원칙으로 한다.

1일 3식→75%, 1일 2식→100%, 1일 1식→127%
즉, 오줌 속의 독소량이 적으면 그 만큼 몸속에 남아 있는 독소량은 많다는 이야기인데 식사 수를 줄이면 배독량은 늘어난다.

- 제2단계(치료과정)

기간은 완전 치유가 될 때까지 한다.
방법은 아래의 원칙을 지킨다.
1) 소식을 한다.
2) 자연식 즉 무공해+영양식+해독식을 한다. 죽염은 삼위일체 자연식이다.
3) 고단백, 저칼로리로 한다.
4) 생식을 한다.

5) 종자식을 한다. 현미는 영양과 해독성이 높은 이상적인 종자식이다.

6) 술, 담배, 육류는 금한다(이 경우 술, 담배, 육류의 피해는 평소보다도 더 크므로 이를 금할 수 없는 사람은 아예 시작하지 않는 편이 더 나을 것이다).

- 제3단계(단식치료과정)

기간을 7일로 정한다.

생수만 마시고 다른 음식물은 일절 금한다. 전문가의 자문이 필요하다.

단식은 체내의 독소 진입을 막음과 동시에 신진대사를 추진하고, 백혈구는 2배 이상, 식균력(食菌力)은 20배 이상으로 높여주기에 가장 효과적인 자연해독의 수단으로 삼을 수 있다.

본 해독법의 이해에 도움을 주고자 백혈구와 적혈구의 구실을 간단히 설명한다.

우리의 혈액에는 백혈구와 적혈구가 있는데 백혈구는 병균을 잡아먹는 일을 하고, 적혈구는 영양분과 산소를 각 세포에 운반하고 노폐물을 몸 밖으로 몰아낸다. 백혈구의 식균력을 높이기 위해서는 약을 먹을 것이 아니라 독을 **빼야** 하는데 사람들이 이 도리를 다 아는 것은 아니다. 억만장자가 세계 제일의 약을 먹고서도 병을 고치지 못하고 죽게 되는 것은 백혈구를 살리지 못했기 때문이다. 우리가 병에 걸려도 백혈구만 건강하면 병균을 잡아먹기에 병은 저절로 낫는다. 단식요법이 세균성 질병까지도 퇴치시키는 과학적 근거가 바로 여기에 있다.

이상 치료과정에서 적당한 운동이 필요하며 음수량은 특별히 제한하지 않으나 깨끗한 자연냉수를 마신다.

개구리와 곰은 겨울에 동면을 한다. 또 낙타는 사막을 걸으며 며칠이고 물과 먹을 것이 없어도 살아간다. 개구리는 배, 곰은 발바닥, 낙타는 등과 같이 모두 자기 몸속에 누적된 지방을 먹고 산다.
인간도 마찬가지다. 굶으면 우선 살아가기 위해서 호흡계로 들어온 산소가 체내의 지방분을 태운다. 지방이란 결국 흡수한 영양분을 제때에 섭취하지 못해 누적된 찌꺼기이다. 먹을 것이 없으니 '찌꺼기' 속에서 '낟알'을 찾아 먹을 수밖에 없을 것이다. 그러고도 음식물이 들어오지 않으면 이번엔 장의 주름사이에 끼여 있는 찌꺼기, 즉 숙변을 태워가면서 영양분을 보충 받는다. 그러고도 음식물이 들어오지 않으면 그 다음엔 또 혈관 벽에 끼여 있는 불순물을 태워가면서 영양분을 찾는다. 이것들이 다 연소되었을 때 체독은 스스로 사라지고 병은 비로소 치유된다. 체질을 개선해서 병을 송두리째 뽑아 없애버리기 때문이다.
미국의 저명한 의학자 파그슨 박사는《장마비와 변비》라는 책에서 이렇게 쓰고 있다.

> "히포크라테스로부터 지금까지 의학논문을 쓴 저명한 인사들은 한결같이 대장 속의 숙변을 방지하는 것이 온갖 질병을 치료하는 중요책으로 주장하였다."

현대인은 너무 먹어서 병이 생긴 것이다. 또 병이 생겨도 약을 먹는다. 어찌 보면 인간은 먹을 줄밖에 모르는가 보다. 사람과는 반대로 동물은 병이 생기면 아무리 좋은 음식이 곁에 있어도 거들떠보지도 않고 단식법으로 해독하여 치유체계를 바로 잡는다. 집에서 기르는 개나 닭, 심지어는 돼지를 잘 관찰해 본다면 이 점을 쉽게 확인할 수 있다.

너무 먹어서 탈이 생기는 현대인에게 이제부터는 '배설 되셨습니까?'라는 신조어로 과거 못살던 시절의 '식사 하셨습니까?'란 인사말을 대체해야 할 시점이 된 것 같다. 화장실에서 만나도 '식사하셨습니까?'란 시도 때도 없는 인사말은 사라져야 하겠다.

자죽염 위장세척법

앞에서 기술한 방법이 너무 잔혹하다고 여겨지는 분들은 위장세척법을 시도해 볼 수 있다.

자죽염 위장세척법은 죽염 1숟가락을 컵에 넣고 물(반드시 냉수)을 붓는다. 섞지 말고 좀 기다렸다가 선 상태에서 그대로 천천히 마신다. 밑으로 내려갈수록 짧아진다. 이런 방법으로 3~4컵 연속 마시면 컵 속의 죽염도 없어진다. 그 다음엔 생수만 3~4컵 더 마신다. 30분 정도 지나면 시원하게 배설되면서 숙변이 쏟아져 나온다(참을 수 있을 때까지 참는 것이 요령이다).
이때의 설사는 이질(痢疾)과는 본질적으로 다르기 때문에 걱정할 필요가 없다.

이렇게 위장세척법을 몇 번하고 나면 체액은 많이 정상으로 회복돼 체질의 균형을 잡아주므로 건강한 사람이라도 계절이 바뀔 때마다 한두 번 실행하는 것이 좋으며 이후 다른 질병치료에도 직접적으로 도움이 된다. 특히 소화계 질병에 적합하다.

당뇨환자들의 경우엔 설사가 잘 나오지 않을 수도 있다. 몸 안으로 물과 소금을 다 흡수하여 균형을 잡아주기 때문이다. 그러므로 당뇨환자들은 적당히 죽염의 섭취량을 늘리고 기간도 최소 일주일은 견지하는 것이 효과적이다.

공복에 서서 마신다. 신체에 부작용이 없으므로 최저 3일, 최장 7일은 견지하는 것이 좋다. 담배와 술은 금한다.

자죽염 발바닥 제독법

위장세척법으로 장의 기능이 강화되고 체질의 균형이 어느 정도 잡혔다고 하더라도 오랜 질환으로 변질된 체액은 즉 더러워진 피는 쉽게 없어지지 않고 손끝과 발끝에 와 모인다. 손과 발은 기가 흐르는 시발역이자 종착역으로써 손발을 부지런히 움직여야만 온몸의 기는 잘 흐른다. 그러나 현대인들은 너무 호강스러워 손발을 잘 움직이지 않기에 기가 잘 흐르지 않으며 '발부터 늙는 현상'이 보편적으로 존재한다.

발이 푹 잠길 만큼 대야에 물을 붓고 죽염을 80~100g을 진하게 푼다. 그 물에 매일 30분 이상 발을 담근다. 발을 담갔던 물은 변하지 않기 때문에 두었다가 계속 쓸 수 있으나 염분이 증발되므로 중간 중간에 죽염을 조금씩 더 보충해야 한다. 그리고 가족에게 부탁해 발바닥의 반사도를 마사지하면 더욱 좋은 효과를 기대할 수 있다. 병은 발바닥으로 빠져나간다고 했다.

자죽염 발바닥 제독법을 보름간 견지하면 독으로 부었던 부기는 빠지며 무좀, 습진 등 발의 여러 질병들도 치료할 수 있다. 특히 허리 아래 부분의 혈류개선과 중풍에 효과가 있다.

자죽염 미용마사지법

가루죽염은 머리 비듬을 없애고 모발을 윤택하게 하며 얼굴 피부마사지로 여드름 제거, 피부미용, 몸 냄새 제거, 다이어트, 각종 피부병, 여성질환 등에 널리 적용된다. 때문에 죽염은 공해시대 여성들에게 기쁜 소식이 아닐 수 없다. 지금까지 죽염처럼 여성들에게 여러모로 활용되는 약은 들어보지 못했다.

자죽염 미용마사지 방법은 욕조에 소금을 풀고 들어가 몸을 담갔다가(시간요구는 별로 없으니 적성에 맞추면 된다) 간단히 샤워를 한다. 샤워를 하기 직전에 죽염 1숟가락을 컵에 넣고 물을 붓는다. 샤워가 끝나면 먼저 죽염의 윗부분 물로 머리 위에 조금씩 부으면서 얼굴 마사지를 한다.

얼굴 미용법의 방법과 절차를 요약 소개한다.

먼저 세수를 한다. 소금 1숟가락을 왼손 손바닥에 놓고 물 3~4방울을 떨어뜨린다. 오른손 중지와 식지 끝으로 소금을 잘 반죽한다. 손끝으로 소금물을 찍어 이마에서 뺨으로 즉 위에서부터 아래로 소금물을 바르면서 환형(環形)마사지를 한다. 부위별 안마차수는 3~5회, 5분 정도 지나면 소금물이 말라 얼굴이 하얗게 된다. 이때를 기다렸다가 먼저 더운물로 염분을 씻고 수돗물로 한 번 더 씻는다. 끝으로 영양액을 연하게 바른다. 아침저녁으로 견지한다.

지성피부의 경우에는 소금과 물만으로도 무방하나 건성피부의 경우에는 수용성 혹은 약유성(弱油性) 크림이 더 동원되고 소금의 양도 줄인다.

물론 소금은 알갱이가 없어질 때까지 해야 하며 손에 힘을 많이 주지 말아야 한다(피부가 붉게 상기되지 않을 정도로 문지르는 것이 가장 이상적인 방법이다).

이와 같은 죽염미용은 얼굴 피부 모공 속에 쌓인 유지(油脂), 여드름으로 인한 새까만 기미 및 피부 표면의 각질과 때를 말끔히 없애준다. 대부분의 경우 일주일간 죽염미용법을 견지하기만 하면 얼굴 피부가 윤택해지고 투명감이 선명해진다. 이러고 보면 소금은 또한 '피부 윤택제'이기도 하다.
미모의 양귀비는 소금 마사지를 게을리 하지 않았다는 야담도 있다.

팔이나 아랫배의 군살을 빼려면 완전히 희석되지 않은 죽염으로 살이 아려나지 않을 정도로 죽염이 녹아 없어질 때까지 마사지한다. 그 다음 그대로 잠자리에 들면 잠자는 동안 죽염이 피부속의 열, 독을 빼내고 피부를 윤기 있게 해준다. 다이어트의 경우 3~4일이면 효과를 보고 2주일 정도 견지하면 뚜렷한 변화를 볼 수 있다. 죽염은 알칼리성 물질이므로 산성 지방을 분해하는데 효과가 있다(매일 견지하면 1개월에 3~4kg 정도는 쉽게 줄일 수 있다).
지금 시중에는 죽염치약, 죽염비누, 미용죽염, 죽염샴푸 등 죽염을 응용한 피부미용관련 제품들이 각광을 받고 있는데 이는 아주 자연스러운 현상이다.

죽염의 병치료 활용법에 대한 이해와 신심을 도모하고자 자연염으로 여러 가지 병을 치료한 체험담을 요약 정리해 본다.

- 소금은 피부를 곱게 하고 과민성 치료에 도움이 되었다.
- 자연염으로 몸을 씻으면 땀과 지방이 없어지고 몸이 가벼워진다.
- 자연염을 몸에 바르고 몸을 씻으니 2, 3개월 후에 체중이 3㎏ 줄어들었다.

따뜻한 물로 얼굴을 적시고 반 숟가락 정도의 소금을 손에서 녹인 다음에 얼굴, 목, 귀에 가볍게 비빈다. 몸에 소금을 바르면 땀과 지방질이 흘러나온다. 30초 후에 흘러나온 땀과 기름을 물로 씻어버린다. 마지막에는 찬물로 피부를 냉각시킨다.

- 소금 마사지법

따뜻한 물로 몸을 적시고 비누로 씻는다. 그 후 5~10g의 자연염을 1리터 더운물에 녹인다. 그 다음 손바닥으로 소금물을 양쪽 팔, 어깨, 쇄골 등에 반복적으로 바른다. 그 후 왼쪽 상반신 아픈 곳을 마사지한다. 위의 방법으로 왼쪽 어깨 신경통을 고쳤다.

- 소금 뜸질로 하복부 냉증을 치료

소금 한줌을 볶는다. 수분이 증발하고 소금덩이가 부서져

갈 때 꺼낸다. 볶은 소금을 두터운 봉투 속 또는 헝겊주머니 속에 넣는다. 병자는 침대에 편안히 눕는다. 소금을 넣은 주머니를 배 아픈 곳에 놓는다. 그 위를 큰 수건으로 덮어놓고 20~30분간 뜸질한다. 이 방법으로 하복부 냉증을 고쳤다.

Review Tip

심장암과 십이지장암

우리 몸에서 소금기가 많은 심장과 십이지장에는 암이 거의 없다. 십이지장을 비롯한 소장에 종양이 발생하는 경우는 매우 드물고 모든 위관의 약 5%, 모든 악성종양의 2~3%만이 소장에서 생긴다고 한다.
소장의 길이를 감안할 때 대장에 비해 종양이 발생하는 빈도가 극히 낮은 이유로 현대의학에서는 다음 몇 가지로 설명한다.

첫째, 대장에 비해 음식물이 빨리 통과하므로 소장 점막이 발암물질과 접촉하는 시간이 짧고 소장의 음식물은 액체 상태이므로 발암물질이 희석된다는 것이다. 또 발암물질을 활성상태로 전환시키는 장내 세균이 거의 없다는 점과 분비성 면역글로불린 A가 주로 관련되는 면역계가 잘 발달되어 있다는 점 등이다.

심장은 순 우리말로 염통이라 한다. 순 우리말이기 때문에 한자가 있을 리 없다. 하지만 심장을 속칭 염통(鹽桶)이라 하는데 염통이란 소금통이라는 의미로 쓰인다.

이처럼 소금기가 많이 함유되어 있는 심장과 같은 곳에는 암이 거의 없다고 한다. 반대로 소금기가 부족 되기 쉬운 폐, 대장, 자궁, 유방 등에는 암세포가 쉽게 발생하고 있다. 암환자가 급증하고 있는 것과 싱겁게 먹는 것 사이에 관련이 크다고 보는 견해도 그리 무리는 아닐 것이다.
소금에 대한 잘못된 편견으로 인해 싱겁게 먹는 것만을 예찬할 때가 아닌 것이다.

자죽염 숙면법

경쟁시대에서 사는 현대인의 뒤꽁무니에는 늘 피로가 뒤따르게 되어 있다. 피로 자체는 병이라고 말할 수 없지만 신경이 과민된 상태로 잠자리에 들면 잠이 잘 안오는 수가 있고 잠이 든다 해도 잡몽에서 잠을 설칠 수 있다.
현대인은 신경이 좋지 않아 불면증에 시달리는 사람들이 많다. 이 경우 죽염 숙면법은 피로회복의 좋은 방법이다.

자죽염 숙면법은 죽염 1숟가락을 넣은 따뜻한 물로 머리를 감는다. 긴장된 머리 신경을 외부로부터 풀어주는 방법이다. 머리비듬으로 고생하는 사람이라면 무조건 행해볼 필요가 있다. 의외의 효과를 볼 수 있기 때문이다.
욕조에 죽염 1숟가락과 함께 마늘 2~3쪽을 넣고 몸을 푹 담근다. 마늘은 피부의 말초혈관을 확장하여 피 순환을 잘 되게 함으로써 잠을 들게 하며 냉증과 신경통에도 효과를 발휘한다.

머리를 다 감은 후 죽염을 3~5알 정도 입에 넣고 타액으로 녹여 삼킨다. 물은 마셔도 안 마셔도 무방하나 1컵을 초과하지만 말아야 한다. 죽염의 안정 효과가 떨어질 수 있기 때문이다.

머지않아 죽염 샴푸와 죽염 비누, 클렌징 등의 제품이 생활 건강 시장을 점유할 것이다.

죽염 치약류가 이미 전 세계 치약 시장을 점유하고 우리나라에선 이미 20년 연속 히트 상품으로 자리 잡고 있는 이유이다.

자죽염 응급법

사람이 살다보면 의외의 사고나 재앙으로 난감할 때가 있다. 죽염은 응급면에서도 약염으로서의 효능을 충분히 발휘, 우리 생활의 필수식품임에 손색이 없다.

• **심한 설사를 멎게 한다**
더위가 심할 때 갑자기 토하고 설사하며 열이 심한 것을 서양의학에서는 급성위장염이라 하고 중의학에서는 폭사증(暴瀉症)이라고 한다. 설사한 뒤에는 탈수상태가 되어 눈은 아래로 감기고 입술은 창백하고 사지가 냉하고 기력은 거의 없다. 자죽염 1~2숟가락을 끓인 물에 타서 마시게 한다. 한 번 마시고 한 번 토하더라도 역시 도움이 된다. 링거주사액 이상의 효험을 갖는다.

● 지혈작용을 한다

소금이 지혈작용을 한다는 것은 이미 알려진 상식이다. 사혈(瀉血), 토혈(吐血), 비혈(鼻血)이 있는 사람은 대부분 탈수현상이거나 혈량이 부족하기 때문에 서양의학에서는 흔히 생리식염수 주사를 쓴다. 그러므로 이 경우 연한 죽염수를 환자에게 복용하면 지혈도 가능하고 수분도 보충된다.

한편 자죽염은 혈리(血痢)도 치료한다. 가루죽염을 죽에 풀풀히 넣어 매일 식전 3회 먹는다. 3공기 정도로 먹되 꼭 따뜻한 죽이어야 한다.

● 숙취를 풀어준다

자죽염은 열을 풀고 신경을 안정시키는 작용이 있다. 술에 취했을 때, 구역질이 나거나 크게 토할 때, 머리가 어지럽고 멍할 때, 초조 불안할 때, 그리고 의식이 깨끗하지 않을 때는 죽염수를 진하게 풀어 한 그릇 마시면 한층 증세가 호전된다. 술 마시기 전에 자죽염을 대어섯 알 녹여 먹으면 원래보다 술을 더 마시게 되어도 쉬이 취하지도 않는다. 그렇다고 무리하게 과음할 필요는 없다.

● 갑자기 기침이 멎지 않을 때

이유 없이 기침이 심할 때 무조건 물에 죽염을 연하게 풀어 마신다. 놀라운 효과가 있다.

인체의 70%는 물이다. 인체의 그 어떤 기능도 이를테면 숨을 쉬는 것마저 물이 없으면 안 된다. 인체에 물이 부족하면 히스타민이라는 것이 분비되어 수분의 손실을 막아준다. 그러나 히스타민이 많으면 무서운 독이 된다. 많은 병에 항히스타민 약을 쓰는 이유는 여기에 있다.

히스타민은 기관지를 수축시켜 폐로부터 수분이 빠지는 것을 억제한다. 그러니 기침이 생긴다. 이 경우 죽염수를 마시면 수분이 보충되어 수축된 기관지가 풀리고 죽염이 히스타민을 제거해준다.

기회는 준비된 사람에게만 있다. 죽염의 단맛도 죽염의 약성을 철저히 이해하고 활용하려는 사람만이 느낄 수 있을 것이다.

죽염물질은 아무리 많이 알고 있어도 실천하지 않으면 아무 소용없는 지식이고 정보이다.

소금을 끊고 죽염으로 생활하고 죽염이란 물질과 결혼하여 행복한 인생을 살아갔으면 하는 바람뿐이다.

내가 건강하고 행복해진 이유가 바로 여기에 있다.

Review Tip

침이 곧 약이다

옛 의서에서는 타액(침)을 옥지(玉池)라고 했다. 침이 곧 약이라는 말이다. 또 옛날의 어머니들은 아이가 목이 부었거나 위에 탈이 생기면 잠자고 일어나자마자 밤새 입에 고였던 침을 삼키게 했다.

타액은 먼저 음식물의 절반 이상을 삭여주는 소화제이다. 그런데 현대인의 타액량은 많지가 않다. 타액은 배가 고플 때, 그리고 음식물을 오래 씹을 때, 소금이 몸 안에 충분할 때 많이 분비된다. 현대인은 사실 배고플 기회가 거의 없고 가공식품을 주로 접하게 되니 오래 씹지를 않는다. 또 타액을 분비하고 위염산을 만들어주는 소금마저 적게 먹거나 나쁜 소금을 먹고 있으니 위가 약해 소화기능이 떨어질 수밖에 없다. 신진대사의 첫 시발점에서 문제가 생겼다는 이야기다. 결국 이러한 기능의 저하와 각종 대기오염으로 인한 현대인의 타액은 옥지가 아니라 독액이 되어 버린 셈이다.

전위실험

완성된 자핵죽염의 전위 실험에서 소금은 +전위를 자핵죽염은 −전위를 나타낸다. 천일염은 산성이며 자핵죽염은 알칼리성을 나타내는 과정을 실험을 통해 확인하였다. 대나무, 소나무, 지장수, 송진 등의 유기물이 서로 어우러져 자죽염은 −전기를 방출하고 환원작용을 하는 것을 목격하였다.

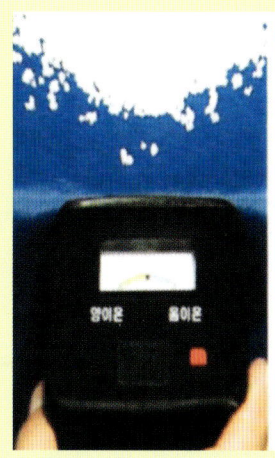 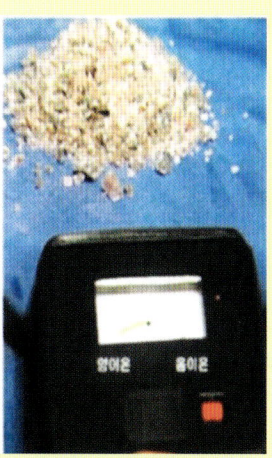

죽염성분 분석자료

최종적으로 완성된 죽염과 자죽염은 강한 항산화력과 환원전위뿐 아니라 인산염의 함량이나 불용분(3% 이하) pH 등의 측정결과도 통과하여야 한다(식품공전. 용융염의 기준 및 함량참조).

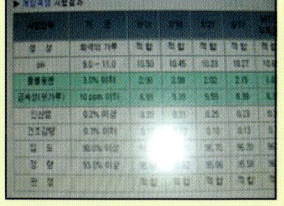

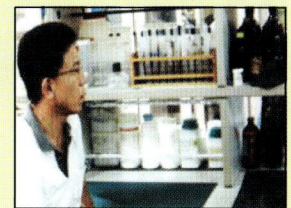

소금 측정

자죽염과 죽염의 핵심 기초 원료인 소금(서해안 토판염)에서도 중성에서 약알칼리에 가까운 pH 수치가 측정되었으며 질 좋은 소금에서는 산화, 환원전위 측정(O.R.P : Oxidation Reduction Potential) 또한 -46mv의 좋은 환원력을 확인할 수 있었다.

O.R.P 측정과 pH 측정은 동일한 pH 조건하에서 측정하였으며 이번 실험에서는 품질이 떨어지는 천일염은 전자를 잃고 산이 증가하여 음원자가 감소하는 현상을 확인하였으며 자줏빛 죽염은 전자를 받고 산의 증가와 함께 음원자가 증가하는 현상을 목격하는 중요한 실험임을 확인한 계기였다.

결과적으로 자죽염은 공해시대를 살아가는 정보화 시대에 최고의 해독 식품의 제왕이자 파괴된 인체 세포를 가장 빨리 회복시키는 복원 물질임을 다시 한 번 밝혀두고 싶다.

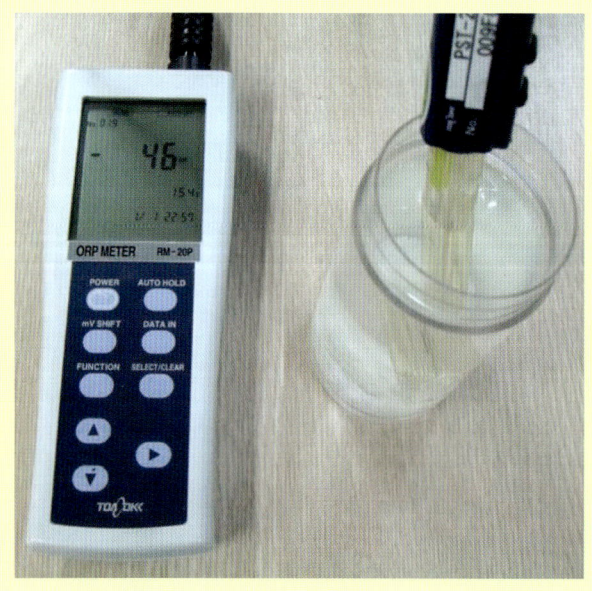
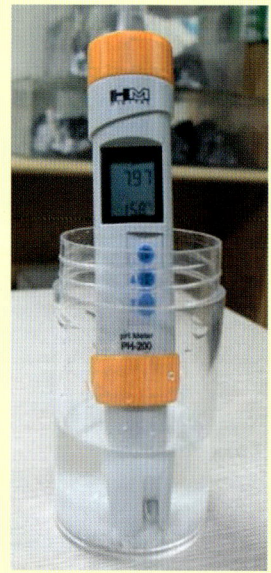

죽염 측정

9회 완성 죽염에서도 환원전위 측정결과 −325mv의 강한 환원 음이온 수치가 측정되었으며 자줏빛 죽염과 같이 pH에서도 강한 알칼리성(10.05) 수소이온농도를 보여 인체내 산성 체질을 알칼리 체질로 바꿔주는 것을 알 수 있었고, 파괴된 인체내 조직을 회복시켜주는 최고의 식품이며 신비한 물질임을 다시 한 번 확인할 수 있었다.

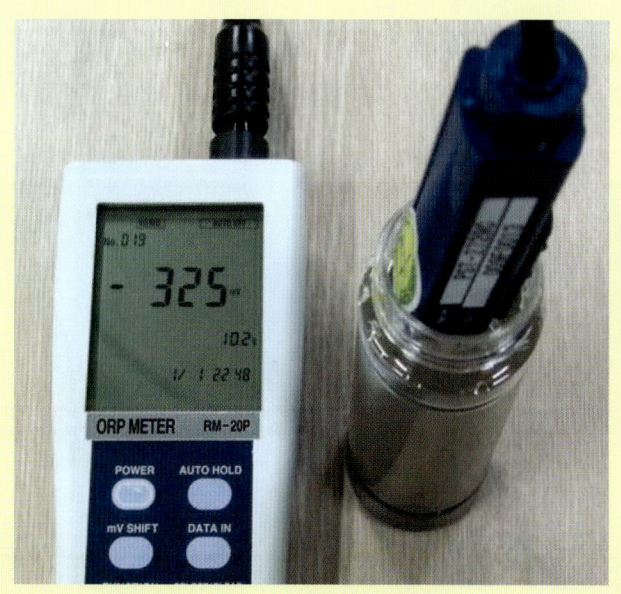
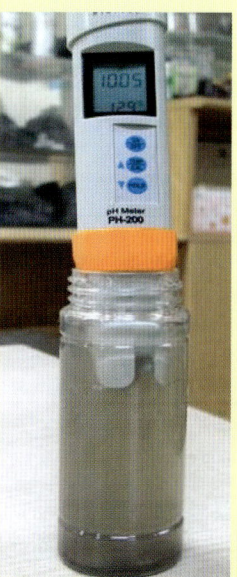

자죽염 측정

자줏빛 죽염을 용해한 뒤 산화. 환원전위 측정(O.R.P)과 수소이온농도 측정(pH)을 한 결과 자죽염의 환원력은 놀랄만한 수치 −581mv의 환원력을 확인했다.

환원이란 전자가 환원되는 −전자로 물질의 이동 상태를 측정하는 것인데, 특히 약품이나 식품류 등에는 아주 중요한 수치를 의미한다. 파괴된 세포나 조직을 원상태로 회복시키는 복원 상태를 말해주기 때문이다.

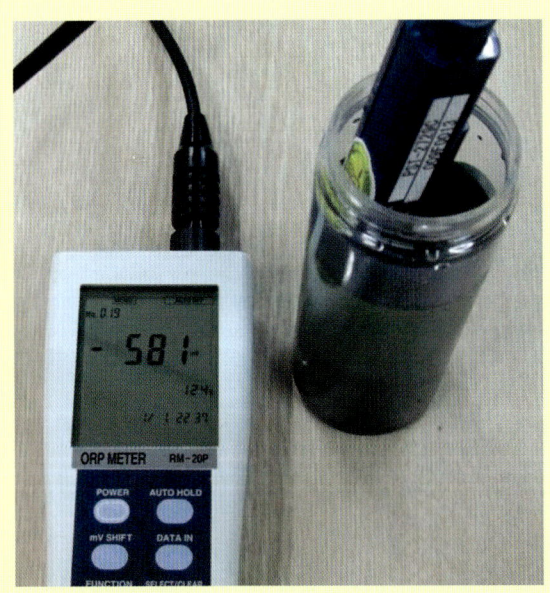
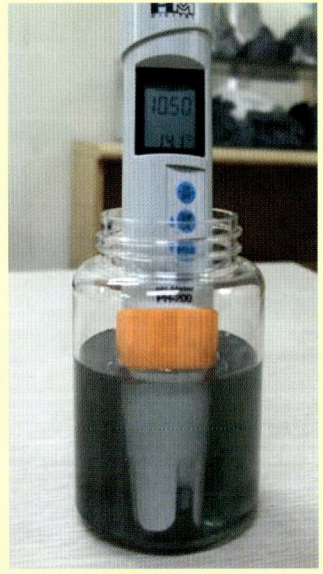

일반 마늘

일반 마늘의 환원력과 pH 실험결과는 각각 +119와 6.12로 측정되었다.

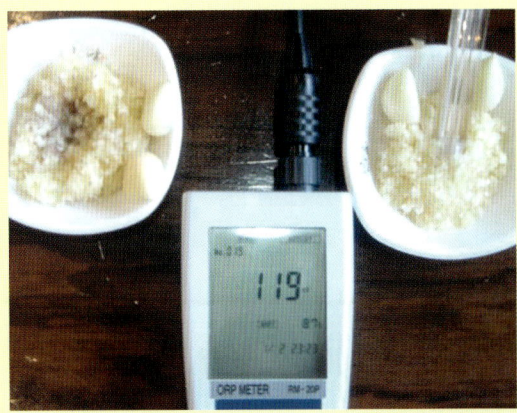
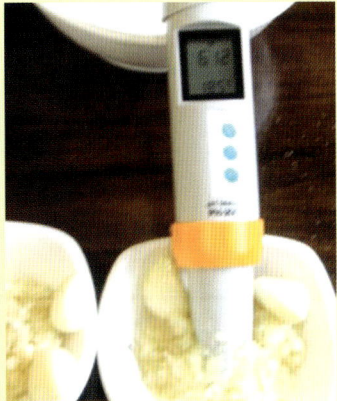

자죽염 마늘

밭마늘을 다져 자죽염가루로 간을 낸 마늘에서는 O.R.P -42의 환원력과 pH 6.76의 놀라운 결과를 측정할 수 있었다.
항산화력이 최고로 높은 마늘을 구워 자죽염가루를 찍어 먹는 것이 얼마나 장수하는데 중요한 열쇠인지를 보여주는 결과다.

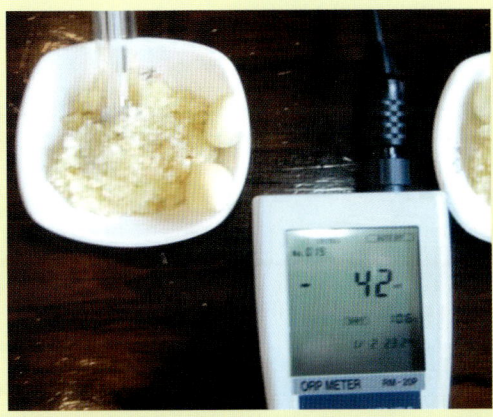
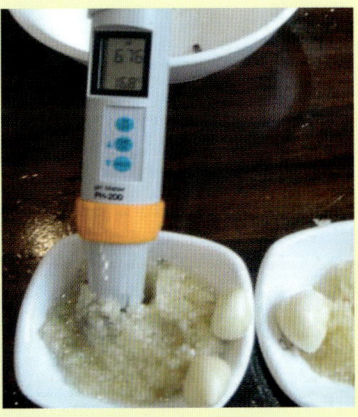

일반 김치

일반김치는 O.R.P 130이 측정되었고, pH는 6.29로 중성에 가까운 수소 이온농도가 측정되었다.

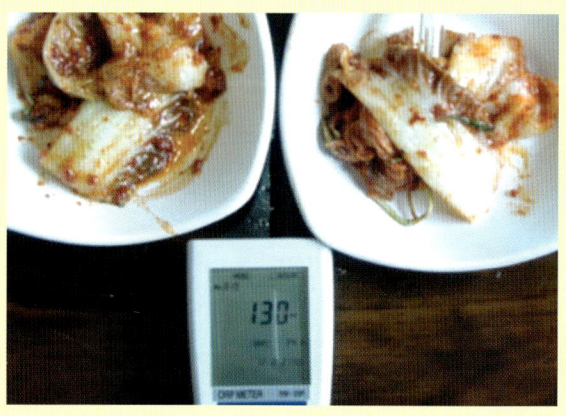
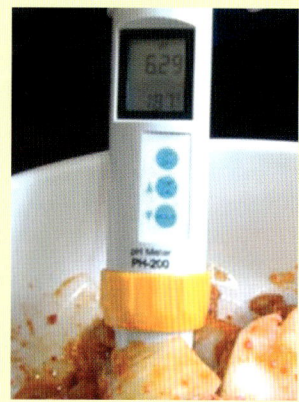

자죽염 김치

자죽염 김치는 -21 환원 경향의 전위가 측정되었고, pH는 7.37의 중성 이상으로 인체 혈액 pH 농도(WHO기준 7.4)와 같은 값이 측정되었다. 결과적으로 자죽염가루로 간을 낸 김치가 환원력이 좋아지고 pH 농도도 알칼리성 쪽으로 이동되었음을 확인한 셈이다.

자죽염 김치는 담은 기간이 오래되어도 시들지 않고 사과처럼 사각사각한 맛은 자죽염의 환원력 때문이다.

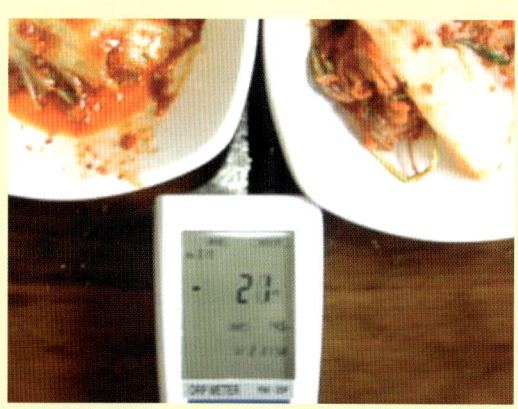

일반 막걸리

우리 민족 대대로 최고로 즐겨 마시는 민속주 막걸리에 대한 O.R.P와 pH를 측정해 보았다.

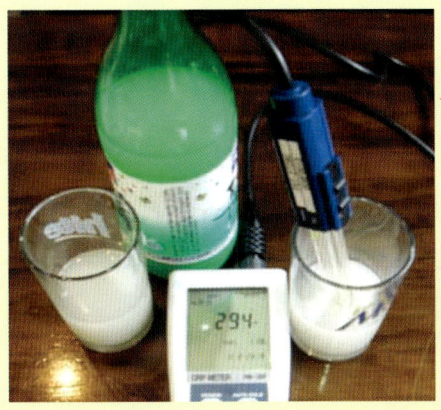
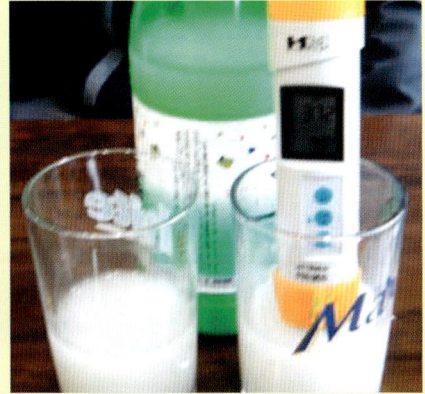

자죽염 막걸리

보는 바와 같이 자죽염가루를 조금 넣어 맛과 향을 낸 막걸리에서는 환원전위가 50% 이상 줄어드는 것을 확인할 수 있다.
자죽염가루를 넣어 마실 때 막걸리 술에 대한 숙취도 빠르게 환원된다는 사실이다.

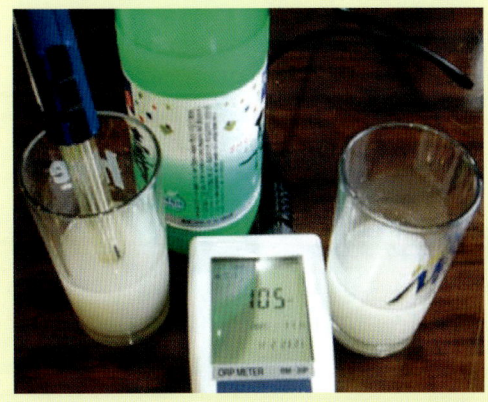

일반 소주

우리 일반인이 가장 많이 애용하는 술 소주에 대한 측정결과이다.

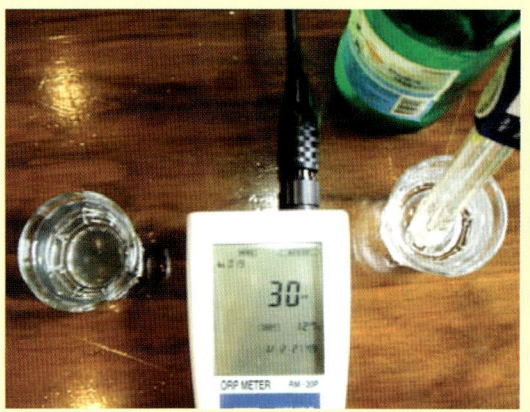
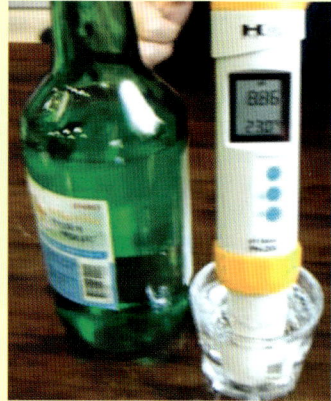

자죽염 소주

자죽염가루를 약간 넣어 녹여낸 소주에서는 급격한 환원전위 과정을 측정할 수 있었다. pH 또한 알칼리성으로 바뀐 과정을 목격하였다. 소주도 자죽염가루를 가미했을 때 숙취 해소에 복원 환원되는 세포속도가 빨라짐을 확인할 수 있었다.

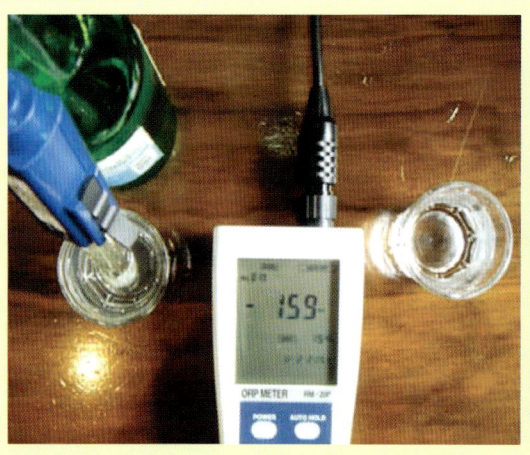
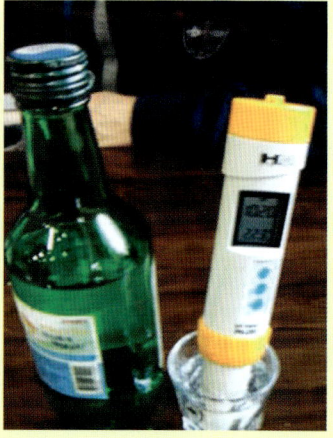

일반 맥주

일반 맥주에 대한 O.R.P 및 pH 측정치다.

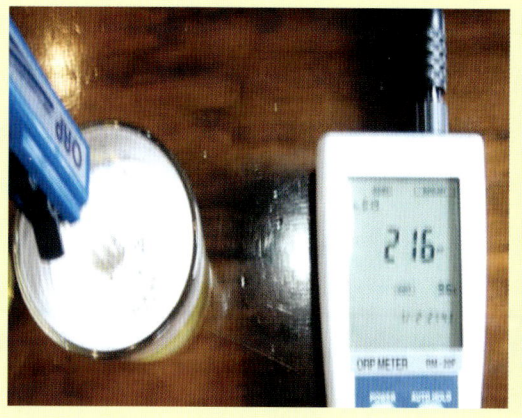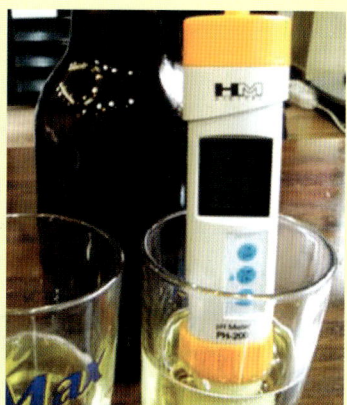

자죽염 맥주

자죽염가루를 가미한 맥주에서 급격한 환원전위 결과를 측정하였다. +216에서 −6으로 환원력이 바뀐 것이다.
본인은 특히 20여 년 전부터 맥주에 죽염가루를 가미해서 마신게 얼마나 다행인지 이제야 알 것 같다.
활성산소와 이산화탄소가 빠져나가는 것을 확인한 결과이다.

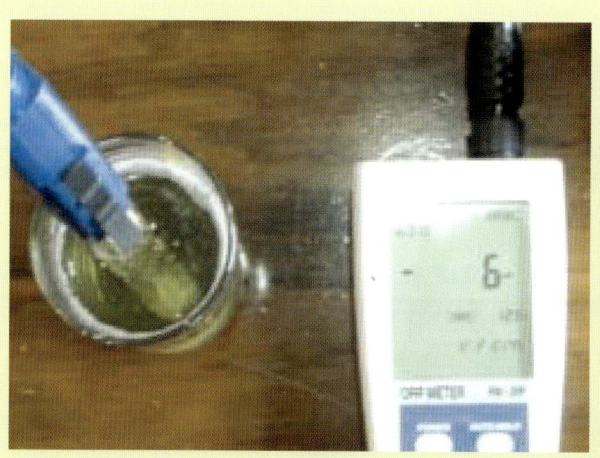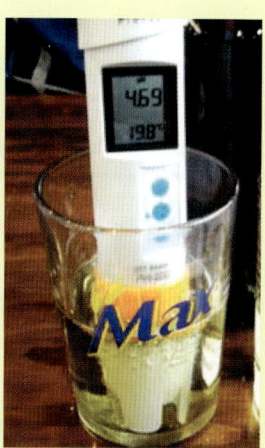

백미밥

보통 우리 쌀로 지은 밥이다.

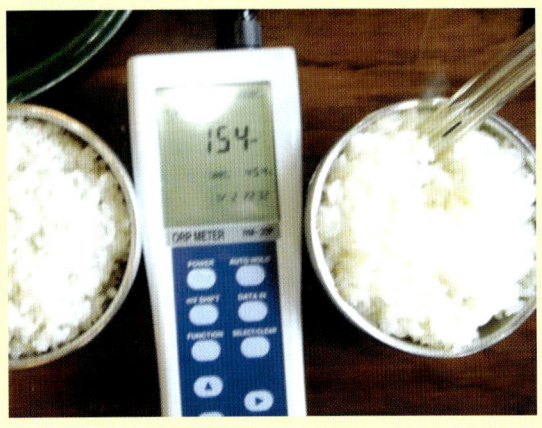 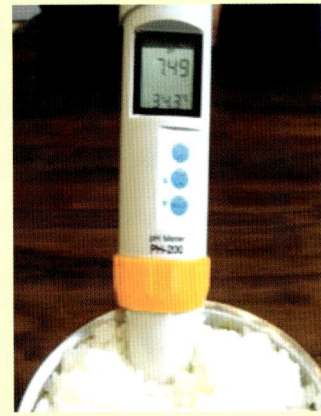

자죽염 백미밥

보통 우리 쌀(4인기준 500g)로 밥을 지을 때 자죽염가루(5g)를 밥통 속 물위에 뿌려 지은 밥에서는 환원전위 측정에서 30% 정도 환원력이 좋아진 결과를 얻을 수 있었다. 밥의 맛과 향이 뛰어나고 햅쌀밥처럼 맛있는 밥을 체험할 수 있는 기회였다. 계속해서 자죽염가루를 첨가해 평생 건강하게 식사할 수 있게 해준 측정결과였다. 모든 국민에게 권하고 싶은 자죽염 밥상이다.

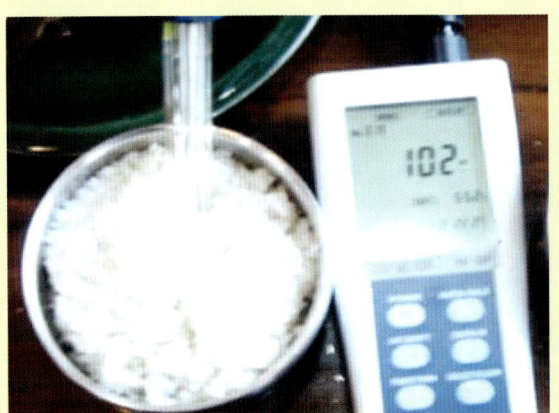 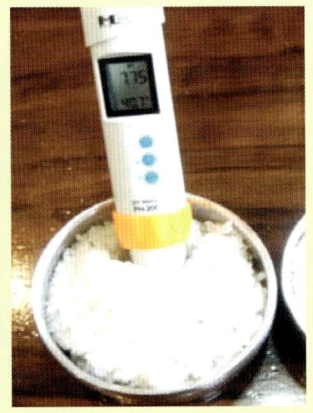

일반 된장

일반 된장의 O.R.P와 pH 측정.

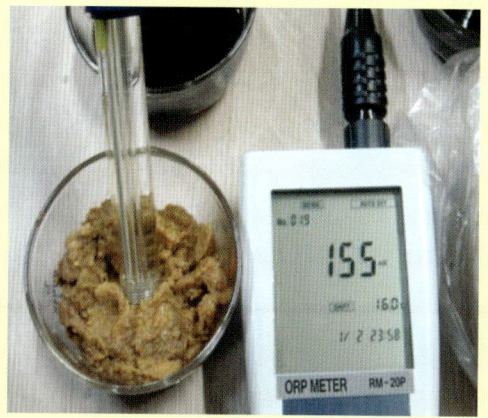
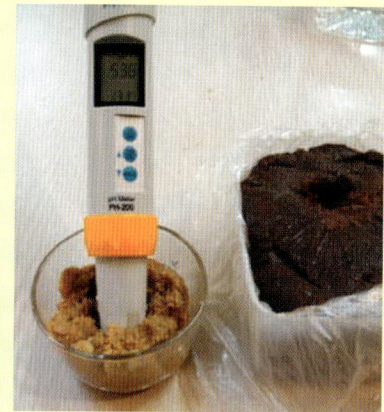

자죽염 된장

자죽염가루를 가미한 된장에서 환원전위가 빨라지는 경향을 보였다.
자죽염 된장이 발효기간이 늦은 까닭도 원래의 상태로 복원되려는 환원력 때문이다.
수백 가지의 미생물이 항산화력을 높인 것이다.

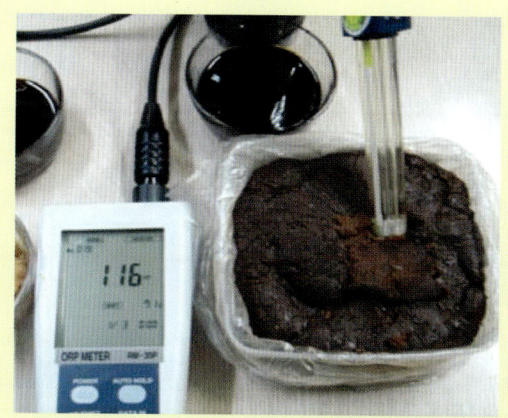
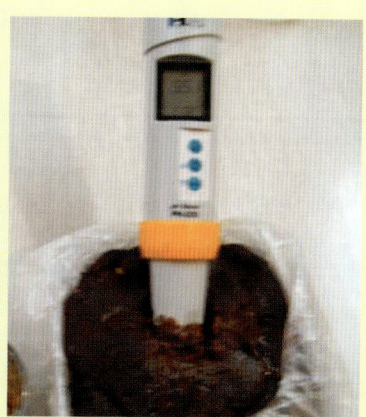

일반 간장

일반 간장의 O.R.P와 pH 측정.

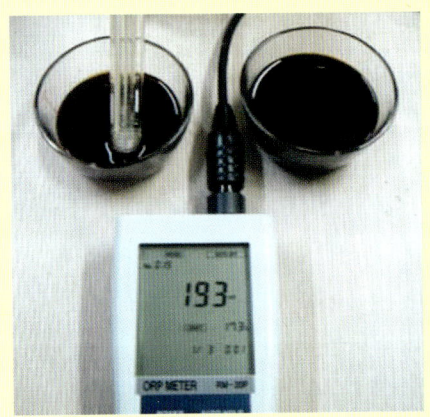
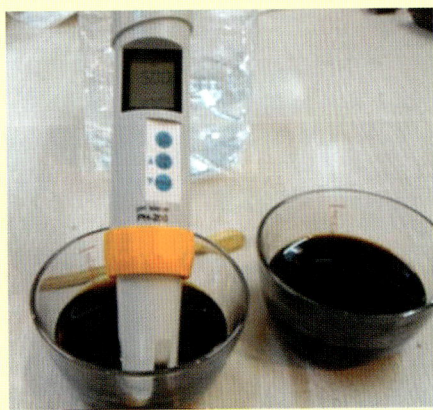

자죽염 간장

자죽염 간장은 극강한 항산화력을 갖고 있는 약간장이다.
자죽염가루를 가미한 간장에서도 환원전위가 빨라지는 경향을 보였다.
자죽염 간장 또한 일반 간장에 비해 발효숙성 기간이 늦어지는 까닭 또한 높은 환원력 때문이다.
감기 예방 및 항바이러스 예방에 최고의 상비식품이다.

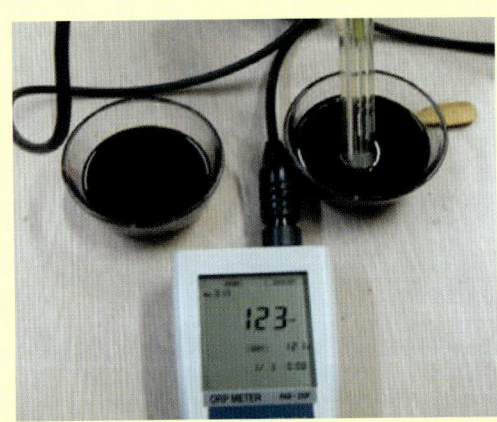
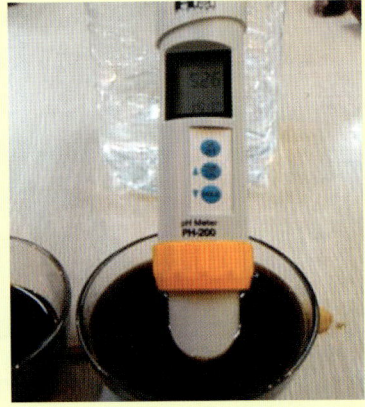

일반 커피

일반 커피의 O.R.P와 pH 측정.

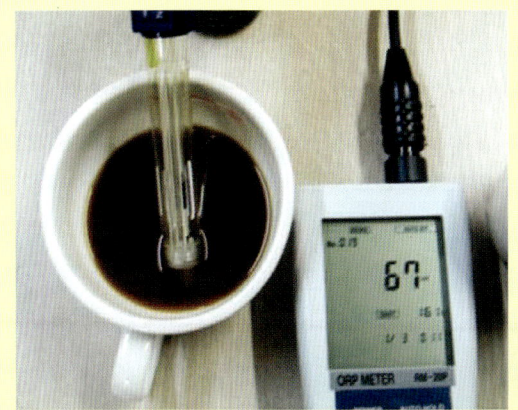 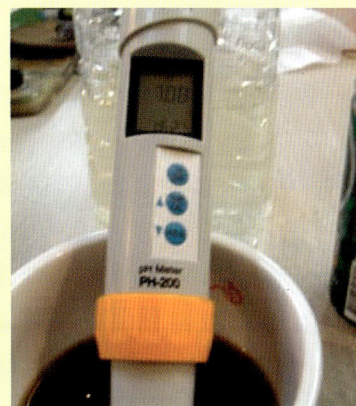

자죽염 커피

자죽염을 가미한 커피에서 엄청나게 바뀐 환원전위 측정결과를 확인하였다. 환원전위가 +67에서 -93으로 빠르게 환원된 것이다.
커피에 자죽염을 가미해 활용하는 것도 커피의 단점을 보완하고 커피의 맛과 향을 살릴 수 있는 방법이 아닐까 생각한다.
본인은 항상 커피에 죽염을 가미해서 20년째 마시고 있다는 것을 밝혀 둔다. 죽염커피가 커피시장을 지배할 것이다.

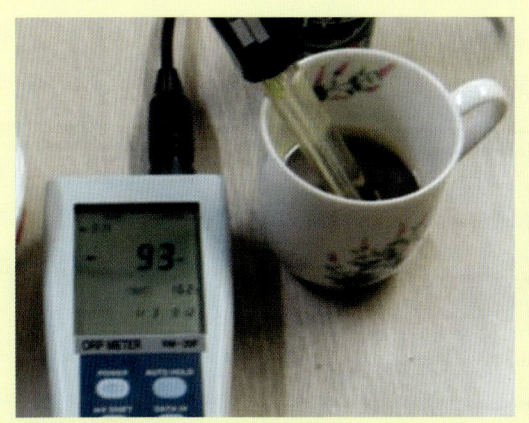 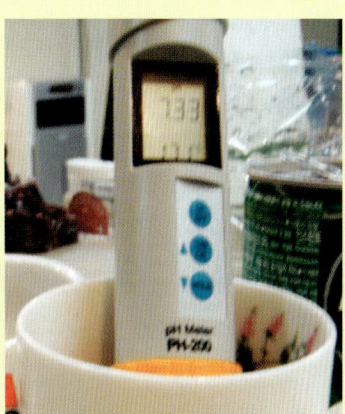

부산대 연구팀 〈죽염 암 억제효과 탁월〉 연구결과 발표

소금을 대나무 속에서 구워 만든 죽염이 암과 염증을 억제하는 효과가 탁월하다는 실험결과가 나왔다.

25일 부산대 식품영양학과 박건영 교수, 조흔 박사 연구팀의 '죽염 및 죽염 발효 식품의 암 예방 효과' 논문에 따르면 죽염의 대장암 세포 억제율은 41~53%, 위암 세포 억제율은 36~51%로 각각 나타났다.

1차례 구운 죽염보다 전통에 따라 9차례 구운 죽염의 효과가 더 좋았다.

같은 실험에서 천일염과 정제염의 항암효과는 각각 20~22%, 15~18%에 그쳤다.

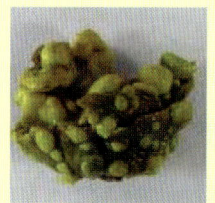 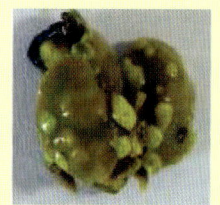 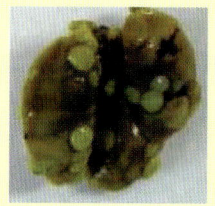 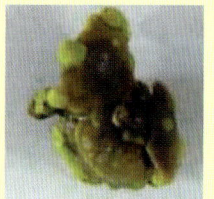

부산대 식품영양학과 박건영 교수 연구팀이 실험용 쥐의 꼬리에 종양세포를 투여한 결과, 2주 후 일반 쥐의 폐(맨 왼쪽)에는 많은 종양이 생겼다. 그러나 1회, 3회, 9회 구운 죽염(왼쪽 두 번째부터)을 먹인 쥐의 폐에 생성된 종양은 눈에 띄게 줄었다.

특히 실험용 쥐꼬리에 종양세포(colon 26-M3.1)를 투여한 결과, 일반 쥐의 폐에는 많은 종양이 생겼으나 2주간 죽염을 먹인 쥐의 폐에 생성된 종양은 눈에 띄게 줄었다.

죽염에 암이 다른 장기로 퍼지는 것을 막는 효과가 있다는 뜻이다.
또 염증억제 효과를 알아보려고 실험용 쥐에 1주일간 위염을 일으키는 물질(HCL, 에탄올)을 투여한 결과, 소금을 먹이지 않은 쥐의 위를 뒤덮은 염증이 죽염을 섭취한 쥐에서는 거의 발견되지 않았다.
이들 실험에서 천일염과 정제염은 별다른 도움이 안 되는 것으로 나타났다.

박건영 교수는 '우리 선조가 많은 시간과 비용을 들여 죽염을 만든 이유가 과학적으로 입증된 것'이라며 '김치, 된장, 청국장 등 전통 발효식품도 죽염을 쓸 때 천일염이나 정제염을 썼을 때보다 기능성이 뛰어난 것으로 확인됐다'고 밝혔다. (부산=연합뉴스)

- **소금(天日鹽)과 죽염(紫竹鹽)의 차이점**

소금은 바닷물(鹽水)로 생성되지만
    죽염은 **대나무불**(竹炭火氣)로 환생(還生)된다.
소금은 햇빛(光)으로 만들어지지만
    죽염은 **토굴광물**(鑛)로 재탄생(再誕生)된다.
소금은 짠맛이 전부(나트륨)이지만
    죽염은 **계란노른자맛**(대나무 속 천연유황)을 함유한 착한식염이다.
소금은 죽어 있는 짠맛에 불과하지만
    죽염은 죽은 소금을 **살려낸**(기적의 간맞춤) **붉은식염**이다.
소금은 PH 5.5의 약산성이지만
    죽염은 **PH 11의 강알칼리성**이다.
소금은 산화제(O.R.P 환원력. 음이온 없음)이지만
    죽염은 **환원제**(O.R.P 환원력. 음이온 -600 이상 측정됨)로 180도 바뀐 환원물질이다.
소금은 황산화물질과 면역력이 없지만
    죽염은 강한 **항산화물질과 면역력**을 함유한 미네랄식염이다.
소금은 3일 만에 바닷물과 햇볕으로 만들어지지만
    죽염은 30일 동안 8번 굽고 태워 **9번째 녹여** 완성시킨 오색식염(五色食鹽)이다.

그래서 소금(天日鹽)과 죽염(紫竹鹽)은 완전히 다른 것이다

-자줏빛죽염을 알면 장수의 열쇠가 보인다.(정락현 著. 밀알刊) 분석실험 출판식 中에서
-중소기업중앙회 C.E.O총회(한국죽염공업협동조합 이사장 정락현) 동반성장위원회 포럼 中에서

5장
자줏빛 죽염, 붉은 자핵 죽염

자죽염은 글자 뜻이 말하듯 자줏빛이나 붉은 색깔을 띠는 죽염을 말한다. 자죽염은 천일염과 대나무를 이용하여 전통적인 방법에 따라 특수 법제한 죽염이다. 한 번 구울 때 대략 95% 정도의 독성이 날아가며 이와 같은 작업은 무려 9번 반복된다. 자죽염은 소금의 효능을 극대화시킨 것으로, 소금은 산성 물질이지만 죽염은 pH 11~13의 강알칼리를 띠며 무기질 함유량도 전혀 달라진다.

최근 보고에 의하면 자죽염은 인체에 중요한 역할을 하는 필수 광물질의 함량이 훨씬 높은 반면 인체에 해를 미치는 납, 비소 등의 성분은 검출 한계치 이하인 것으로 나타났다. 이는 산성화된 현대인들의 체질을 강알칼리인 자죽염을 섭취해 약알칼리 건강 체질로 만들어주는 기능성 식품이다.

특히 산화의 반대 개념인 환원물질로서 특유의 제조방법으로 만들어진 자죽염은 -400mv~-580mv(마이너스) 범위의 수치를 나타내는 다기능성 환원물질로 알려져 있다.

자죽염은 제조과정에서 대나무 성분 등 많은 다른 성분을 포함하게 되어 자줏빛을 띠고 유황냄새가 나는 것이 특징이다. 자죽염은 살균력에 있어서도 소금의 3배, 삼투압은 소금의 1.1배가량 높다. 그리고 자죽염은 위장의 산성환경을 알칼리로 전환시켜 염증과 궤양을 치료하며 다른 염증과 궤양에도 치료할 수 있다.

이와 같이 자죽염은 오래전부터 민간적으로 각종 염증질환에 유용하게 사용돼 왔으며 세균성 질환 등의 예방과 치료에 효과적으로 응용되어 온 것으로 알려져 있다.
또 자죽염은 위염, 위궤양, 장염, 장궤양 같은 갖가지 소화기관 질병, 축농증, 비염, 안질과 같은 눈, 코, 입, 귀의 여러 가지 질병, 암, 당뇨와 같은 성인병, 탈모증, 습진, 화상, 상처 등의 갖가지 외과 질병에까지 인체의 여러 질병에 뚜렷한 치료, 예방 효과가 있는 신비의 물질이다.

자죽염은 한반도 서해안에서 만든 천일염을 3년 넘게 자란 대를 잘라 만든 대통 속에 다져 넣고 깊은 산에서 파온 진흙으로 대통 입구를 막은 다음 쇠로 만든 가마에 넣고 소나무 장작불로 아홉 번을 구워서 만든다.
소나무 장작불로 한 번 구우면 대는 타서 재가 되고 소금은 녹으면서 굳어 하얀 기둥처럼 된다. 이러는 동안에 대나무 속에 들어 있는 대기름(죽력, 竹瀝)이 불기운에 밀려 소금 속으로 스며든다.
굳어진 소금덩어리를 가루로 빻아 다른 대통에 넣고 굽기를 여덟 번을 거듭한다. 한 번씩 구워낼 때마다 소금 색깔이 점차 회색으로 짙어지는데 마지막 아홉 번째 구울 때에는 송진을 녹여 불을 고온으로 아궁이 속에 돌리고 또 특별히 만든 기구를 사용해서 불의 온도를 2500℃ 이상으로 올리면 소금이 녹아 용암처럼 빨갛게 흘러내려 자줏빛 자수정 색깔로 굳게 된다.

이것이 식어 굳으면 돌덩어리처럼 되는데 이것을 먹기 편하도록 자줏빛 작은 알갱이나 자줏빛가루로 만든 것이 완성된 자죽염이다. 죽염에 비해 수득률이 적지만 온도가 높아질수록 공기 중의 색소를 더욱 많이 끌어내므로 약성이 높을수록 붉은 자줏빛 자죽염(紫竹鹽)이 생산된다.

자죽염의 주된 재료를 하나씩 살펴보는 것도 자죽염의 신비를 이해하는 단서가 될 수 있으므로 앞에서 언급했지만 그 원료의 구성물을 좀 더 구체적으로 살펴보고자 한다. 구성물질은 황토, 소나무·송진, 대나무, 그리고 소금으로 이루어졌다.

황토의 대표적인 기능은 열독을 제거하고 통증의 완화와 해독작용을 들 수 있다. 황토는 중앙토(中央土)의 정기를 함유하여 모태와 같은 역할로 만물을 소생시키며 자라게 하는 후덕함을 갖고 있다. 황토건강법이 유행하고 있는 현실 속 생활을 보면 황토방, 황토염색법, 황토마사지, 지장수를 만들어 먹는 황토건강법이 다양하게 소개되어 생활 속에 전파되어 가고 있음을 볼 수 있다.

짐승들도 병이 나면 황토밭에 몸을 묻고 단식하여 자력으로 병을 치료하다는 말도 있고 바닷가의 적조현상이 생기면 황토를 살포하는 모습을 보고 알 수 있듯이 황토는 우리 생활에 많은 친숙함으로 다가와 있다.

자죽염을 생산할 때 무엇보다 중요한 것 중의 하나가 불이다. 소나무와 송진은 화력을 높이고 그 자체의 기운이 살균과 살충작용을 해 썩은 살과 노폐물은 제거되고 새 살이 나오게 한다는 약리작용을 지니고 있다.

예로부터 아궁이를 사용하던 여인네들은 부인병이 거의 없었는데, 그 이유가 바로 아궁이에 땠던 불을 통해 살균 및 기혈순환이 원활히 되었기 때문이다. 일종의 소나무 열적외선의 자연 살균효과였던 셈이다.

동양의학에서는 남자의 정자에서 남자가 되는 염색체는 온도와 환경에 아주 민감하여 쾌적한 환경과 적합한 온도(인간의 평균체온 정도)에 가깝게 맞춰주면 아들이 태어날 확률에 가깝고 반대로 온도와 환경에 미치지 못하면 딸이 태어난다는 것이다. 이것은 결국 여자의 자궁 온도가 정상에 가까우면 아들이 될 확률이 높고 차가우면 딸이 될 확률이 많다는 것이다. 그래서 여자의 아랫배와 손발이 차가우면 자궁 온도가 낮고 환경이 열악하여 생리불순, 기혈순환의 장애가 오며 각종 부인병에 시달리게 된다는 것이다.

또 다른 구성물질의 하나는 대나무이다. 대나무는 맛이 쓰고 성질이 차가우나 곽란, 토혈, 거담, 중풍, 두통, 혈압, 현기증, 당뇨, 빈혈, 경풍, 안구통증, 피로회복에 효능이 있다고 기록되어 있다.

예로부터 민간요법으로 사용되어 온 대나무는 백금성분과 유황성분이 함유되어 있어 치통, 멍든데, 응혈, 홍역, 기침, 통경, 이뇨, 대하증, 요통, 무좀, 태독, 폐결핵, 부종, 종기, 중풍, 강장제, 뇌일혈, 뇌경색, 찔린데 사용한 흔적들을 찾아 볼 수 있다.

마지막으로 자죽염이 생성되는데 가장 중요하고도 없어서는 안될 물질이 바로 소금이다. 소금은 세포 안에서 낡은 것은 밀어내고 새로운 것은 받아들이는 신진대사를 촉진하고 체액의 삼투압을 조절하며 산과 알칼리의 균형을 이루게 한다.

소금은 독을 풀고 종기를 낫게 하며, 살균작용을 하고 소화를 잘되게 하는 등 여러 가지 작용이 있는데 소금을 사용하는 민간요법이 수백 가지나 있다.

자죽염은 약으로도 인체의 거의 모든 질병에 뛰어난 치료효과가 있지만 이밖에 죽염으로 음식을 만들어 먹으면 만병이 예방, 치료되는 식생활의 혁명이 일어나게 될 것이다.

자죽염의
음양오행(陰陽五行) 물질원리(物質原理)

우주나 인간사회의 모든 현상 및 만물의 생성과 소멸을 음과 양, 오행으로 설명하는 이론이다.

중국 전국시대 음양오행이 한나라 때 합쳐져 그 후 역학으로 활용되고 동양의학으로 활용하게 된 것이다.

그런데 필연의 원리처럼 자줏빛 죽염의 탄생원리와 오행의 구조가 일치함을 알게 되었다.

오행이란 동양의 사유구조를 구성하는 음양오행에서 비롯된 것으로 우주의 본질변화가 음양오행으로 체계화되어 있는 것이다.

오행의 기본개념은 목(木), 화(火), 토(土), 금(金), 수(水)란 특성을 갖고 있으며, 오행이란 눈으로 볼 수 있는 형(形)과 그 형(形)을 구성하는 상(象)으로 파악한다.

木 : 내면의 기(氣)가 충만한 상태로 봄에 싹이 트는 기운, 즉 씨앗에 잠재된 기(氣)의 발산을 의미한다.

火 : 분산(分散)을 주도하는 기운으로 목기(木氣)에서 싹을 틔우면 그 싹이 성장하여 가지와 잎을 피우게 하는 성장의 기운이다.

土 : 우주간 모든 변화를 조절하는 기운이다.

金 : 만물의 목기(木氣)와 화(火)를 통해 토(土)의 조정을 받아 금기(金氣)에 이르면 그 에너지는 내면으로 축척되어 진다. 에너지의 응축인 결실의 기운인 셈이다.

水 : 모든 변화는 에너지의 응축으로 완수되어야만 다음 목기(木氣)로 이어지게 된다.

자죽염의 탄생원리를 오행에 접목시키면 다음과 같은 도해에 이르게 된다.

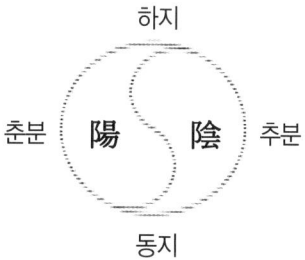

오행(五行)은 음양의 소장(消長)으로 음양의 기운이 약하고 강한 중화지기를 말한다.

음양은 해가 뜨고 지는 동양사상으로 이해할 수 있다.

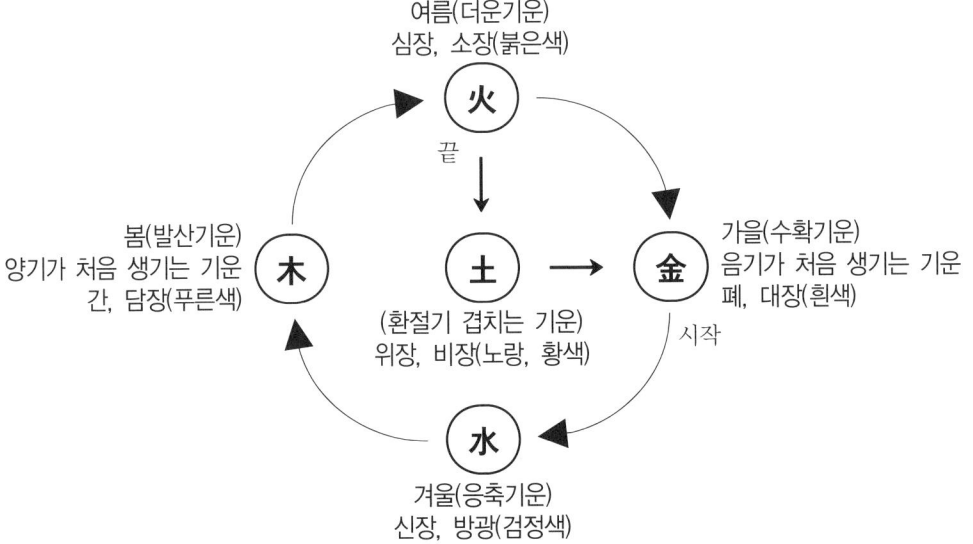

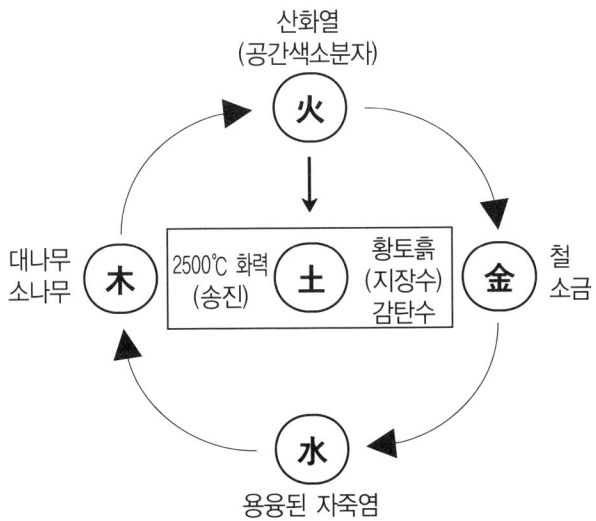

- 자연계는 오행(五行)을 오계(五季), 오화(五化), 오기(五氣), 오색(五色), 오방(五方) 등으로 구분하였고, 인체는 오행(五行)을 오장(五臟), 오부(五腑), 오향(五香) 등으로 구분하였던 것이다.

오행과 자죽염 탄생원리를 도해해 보았는데 오행의 상생순환을 설명하겠다.

　　木生火 : 나무에서 불이난다
　　火生土 : 불이 타고나면 재가 남는다
　　土生金 : 흙이 쌓이면 광물이 생긴다
　　金生水 : 광물이 있으면 습기가 생겨 물이 흐른다
　　水生木 : 물이 있으면 나무가 자란다

다시 한 번 강조하는 것은 자죽염은 반드시 송진을 녹여 2500℃ 이상의 극강한 화력으로 용융된 상태여야만 한다는 것이다. 그래야만 모든 공간색소분자가 오행으로 에너지 기운을 통합 응축하게 된다.
따라서 용융온도가 높아야만 환원력이 강하고 항산화력도 증가되어 항균능력과 면역능력이 강해지는 물질로 바뀌게 되는 것이다.

이런 대표적 탄생원리가 주역(周易)인 셈인데, 이 거대한 동양사상에 바탕을 둔 음양오행의 구조도 형(形)과 상(象)의 바탕에서 출발하였음을 볼 수 있는 것이다.

모든 과일에도 씨가 있듯이 자죽염에도 세포의 핵을 발견할 수 있는 핵(核)이 있는 것이므로 자줏빛 자죽염을 탄생시킬 때도 핵이 생기게 되어 자핵(紫核)죽염이라고 칭한 것이다.

자죽염 중에서 10%밖에 얻을 수 없는 신물질인 자핵죽염은 전 세계 고품질 신물질로 의약품, 한방재료의 원료로 그 가치와 가능성은 인간 생명을 연장할 수 있는 중대한 신물질이 될 것으로 확신한다.

알레르기성 질환의 예방 및 치료용 약학적 조성물

자죽염을 유효성분으로써 포함하는 약학적 조성물에 관한 것으로, 비만세포로부터 히스타민의 분비를 억제함과 동시에 알레르기성 염증반응에 관여하는 종양괴사인자 알파(TNF-α)의 분비를 억제함으로써, 비만세포를 매개로 하여 발생되는 알레르기 질환의 예방 및 치료를 위해 사용되는, 자죽염을 유효성분으로 하는 알레르기성 질환의 예방 및 치료용 약학적 조성물을 제공함으로써, 알레르기성 질환을 근본적, 즉효적으로 예방, 치료할 수 있다.

항염증 활성 조사와
종양괴사인자 분비 억제효과

다음은 〈대한 자죽염 연구회지〉에 실린 논문 중 자죽염의 항염증 활성 조사와 종양괴사인자 분비 억제효과에 대한 내용을 참고해 봤다.

자죽염은 천일염과 대나무를 이용하여 전통적인 방법에 따라 특수 법제한 죽염이다. 자죽염은 우리나라 고유의 전통 민간의약으로써 다양한 질환의 치료와 예방의 목적으로 이용되었다. 본 연구에서는 인간 비만세포주를 이용하여 자죽염의 항염증 활성을 조사하였다.

자죽염(1mg/ml)은 mitogen PMA와 calcium ionophore A23187로 자극된 인간 비만세포주에서 종양괴사인자 알파와 인터루킨-1 베타, 인터루킨-6의 분비를 각각 67.04±0.08%, 68.01±1.85, 69.48±0.54 억제하였다. 자죽염(1mg/m)은 인간 비만세포주에서 또한 염증성 사이토카인인 종양괴사인자 알파와 인터루킨-1 베타, 인터루킨-6의 단백질 발현도 억제하였다. 같은 조건에서 자죽염은 종양괴사인자 알파 mRNA 발현도 억제하였다. 대조군으로 NaCl(1mg/ml)을 처리하였을 때 종양괴사인자 알파와 인터루킨-6의 분비는 억제되었으나 효과는 자죽염보다 현저하게 낮았다. 이러한 결과는 자죽염이 염증성 질환의 치료에 기여할 수 있음을 제시해 준다.

자죽염은 천일염을 왕대나무에 다져 넣고 황토로 구멍을 막은 다음 가마의 온도를 소나무 장작불로 850~900℃로 12~24시간 유지하여 대나무를 태운 다음, 거기서 나온 소금 기둥을 분쇄하여 다시 대나무에 넣고 굽는 과정을 8회 반복한 후 마지막으로 2500℃ 이상의 고열에서 수 시간 용융하여 법제한 전통 죽염으로 대한민국 고유의 민족 유산이다. 자죽염은 천연 유황성분에 의한 계란노른자 냄새가 나는 순하고 부드러운 물질로 다양한 효과가 예상되는 한약재 중의 하나로 일반 소금과는 확실한 차별성을 갖는다. 자죽염은 오래 전부터 민간적으로 각종 염증질환에 유용하게 사용되어 왔고, 세균성 질환 등의 예방과 치료에 효과적으로 응용되어 온 것으로 잘 알려져 있다.

• 자죽염에 의한 염증성 사이토카인의 억제

자죽염 처리에 의한 PMA와 A23187에 의해 자극된 HMC-1 세포로부터 분비되는 TNF-α, IL-1β, IL-6의 분비 억제효과를 분석하였다. 배양 상층액에서 ELISA방법에 의해 각각의 세포활성물질 수준을 정량한 결과, Table 1에 나타낸 바와 같이 자죽염(1mg/ml)은 PMA와 A23187로 자극된 HMC-1 세포로부터 TNF-α, IL-1β, IL-6의 분비를 각각 67.04±0.08, 68.01±1.85, 69.48±0.54% 억제시켰다. NaCl도 TNF-α, IL-6의 분비를 억제하였으나 자죽염보다 현저히 낮은 효과를 나타냈다. IL-1β의 분비는 NaCl에 의해 억제효과가 없었다(data not shown). 자죽염과 NaCl은 0.01-1mg/ml의 농도범위에서 인간 비만세포의 생존도에는 별다른 영향을 미치지 않았다.

• 단백질 발현 억제효과

염증성 세포활성물질인 TNF-α, IL-1β, IL-6의 사람 비만세포내 단백질 발현에 있어서 자죽염의 효과를 알아보기 위해 western blotting을 수행하였다. PMA와 A23187에 의해 자극된 비만세포내의 TNF-α, IL-1β, IL-6의 발현량은 예상대로 증가되었으며, 자극하기 30분전에 자죽염을 처리한 실험군에서는 TNF-α, IL-1β, IL-6의 발현이 억제되었다.

• TNF-α mRNA 발현 억제효과

마지막으로 자죽염 처리에 의한 PMA와 A23187에 의해 자극된 HMC-1 세포로부터 TNF-α mRNA의 발현 억제효과를 RT-PCR 방법으로 조사하였다. β-actin은 대조군으로서 사용하였다. Fig. 3에 나타낸 것처럼 자극하지 않은 HMC-1 세포는 TNF-α mRNA가 거의 발현되지 않았으나 PMA와 A23187에 의해 자극된 HMC-1 세포는 TNF-α mRNA 발현이 증가하였는데, 자죽염 처리군은 TNF-α mRNA 발현이 현저하게 억제되었다.

자줏빛 붉은 죽염의 환원력

자죽염이란 물질도 우주의 무수한 변화를 반복해 가면서 생성된 물질로써 산화와 환원을 거듭하고 생성과 소멸을 반복하는 과정 속에서 에너지가 발생되거나 생명이 유지되어 움직일 수 있는 것이다.

다시 말해 수억 개의 우리 인체 세포 중에서 파괴된 세포를 원래의 상태로 되돌려 놓는 힘을 말한다고 할 수 있다.

O.R.P 실험을 통해 환원력을 알 수 있으며 특히 잘 만들어진 자죽염, 자핵죽염이 극강한 환원력을 갖고 있음을 확인할 수 있다.

산화와 환원은 동시에 일어나며, 산화를 일으키게 하는 것은 산화제라 하고, 환원을 일으키는 것을 환원제라 한다.

3개의 유리컵을 준비하여 수돗물, 소금물, 자죽염 포화수를 각 3%의 농도로 희석시켜 쇠못을 넣어 일주일쯤 놔두면 수돗물과 소금물의 쇠못은 붉게 녹슬어 산화되어 있고, 자죽염 포화수는 검정색으로 변해 있을 것이다.

더 자세히 보면 소금물 속의 녹슨 못은 녹이 더 진행되어 부식되는 것을 볼 수 있는데 이것은 소금 속의 유해물에 의한 산화촉진에 의해 산화철로 되어가는 현상이며, 반대로 자죽염 포화수의 녹슨 못은 녹이 벗겨지고 검정으로 변하여 산화현상이 나타나지 않는 것을 확인할 수 있을 것이다. 즉, 자죽염은 높은 고열 속에서 신물질에너지를 함축하기 때문에 녹슨 못을 불 속에서 담금질한 것과 같은 상태로 만든 것이다.

따라서 파괴된 인체내 세포도 원래 정상세포로 되돌려 놓는 강력한 환원력을 자줏빛 죽염은 가지고 있으며, 자핵 죽염은 더욱 강한 환원력을 가지고 있는 것이다.

결국 소금은 산성인 반면, 자죽염은 알칼리성(pH 10~12) 식품이고 소금은 산화제인 반면 자죽염은 환원제인 셈이다.

6장

죽염산업은
중소기업 고유 적합 업종

■ 민족고유의 중소기업이 흥해야 나라가 산다

21세기는 중소기업의 시대다. 요즘 나라 경제의 화두는 대·중소기업간 동반성장과 중소기업을 지켜줘야 할 중소기업 고유 적합 업종 선정 작업이 한창 진행 중이다.

민족고유의 민간요법으로 인정받고 한방식품으로 30여 년을 지켜온 대체식품인 죽염산업은 당연히 중소 고유 품목으로 지정받아 보호, 발전시켜야 할 것이다.

죽염산업은 한국 경제의 미래이며 새로운 신약의 중심축이다. 어제의 중소기업이 오늘의 대기업이 되고 오늘의 중소기업이 내일의 대기업이 되는 경제 환경을 만들어야 신음하고 고통 받는 신약 개발 분야에서 세계 시장을 선도할 수 있으며 또한 한국 경제의 주춧돌이 되는 것이다.

■ 천일염, 소금산업, 특히 죽염산업은 대기업이 침투해서는 안된다

죽염이란 물질은 이제 모든 생활 건강용품의 원료로 개발되어 전 세계로 수출되고 있으며 특히 죽염 관련 치약, 비누, 화장품은 개발되는 즉시 히트상품으로 각광받고 있다. 지구상에 존재하는 의료체계를 분류하면 동양의학과 서양의학, 제도권 의료와 비제도권 의료, 그리고 대체의료 체계에 이르기까지 질병을 고치려는 인류의 노력은 실로 다

양해지고 있다.

민족의약 분야, 특히 대체의약의 한 분야로 죽염이란 물질은 분석과 실험을 통해 그 약효와 한국고유의 대체의약 물질로 인정받은 사례가 현대 과학적 검증을 통해 수없이 많다.

따라서 죽염산업은 반드시 중소기업 적합 고유 품목으로 국가에서 지정하고 죽염산업에 종사하는 우리 조합원들이 지켜가야 할 의무와 책임이 여기에 있는 것이다.

죽염이란 물질은 지난 1986년 인산 고 김일훈 선생의 역작 신약(神藥)을 통해 개발되어 세상에 알려졌으며, 전북 부안의 개암사 큰스님의 한방요법이 불가 신약으로 대중화되면서 죽염산업으로 발전되었다. 이후 1990년 중반 마지막 아홉 번째 송진을 녹여 고온으로 용융시킨 붉은 자죽염이 고성능, 고품질의 죽염으로 세상에 알려지게 되었는데, 최규동 원장, 경방원 죽염이 처음 만들어낸 것으로 전해져 오고 있다.

■ **죽염은 반드시 중소기업 업종 품목에 선정되어야 한다**

죽염은 전통식품으로 남부지방에서 대나무통에 천일염을 다져넣어 아궁이에 구워 약용으로 사용하였다는 구전이 있으며, 인산 김일훈 선생의 신약을 통하여 세상에 알려지는 계기가 되었으며, 제조방법은 전통방법으로 대나무에 서해안 천일염을 다져넣고 황토로 봉한 다음 소나무 장작 및 송진으로 불을 지펴 대나무를 태우면 소금 기둥만 남는다. 이와 같이 8회를 거듭하고 9번째는 송진으로 약 1,300℃ 이상의 열을 가하여 용융하여 만들어지는 칼륨, 칼슘, 마그네슘, 철, 망간, 인, 실리콘, 황, 아연 등의 미네랄이 함유된 명품 소금으로 전통 시설이 아닌 현대 시설(자동화)로는 죽염 전통 효능에 부합되는 제품을 제조할 수 없다. 용융시설이 화석연료가 아닌 천연연료(독성이 없는 소나무 장작, 송진)로 가열하여 1,300℃ 이상의 온도로 용융하는 제조공법이다.

현재 죽염제조업 등록 59개 업체(식약청 자료)이며, 죽염조합회원사는 17개 업체이다.

현재 연간 매출액은 약 500억으로 미미하지만 앞으로 죽염에 대한 학술적 연구가 이루어지면 세계에서 유일한 천연미네랄 명품소금으로 세계 시장에 진출할 수 있고, 국가 미래의 훌륭한 자원이 될 수 있는 업종이다.

현재 일본에서는 죽염에 대한 연구가 활발하게 진행되고 있으며, 항암치료제 개발을 하고 있다(일본에도 죽염제조공장이 있었으나 효능면에서 한국 죽염과 비교할 수 없을 정도로 품질이 낮아 생산 중단).

또한 미국 동남아(싱가포르, 말레이시아, 대만, 중국) 등에서 죽염에 대한 관심이 높아지고 있으며 수출량도 계속 증가되고 있다.

한국 죽염에 대한 효능은 대기업인 L 그룹에서 현 죽염업체 2곳에서 죽염 원료를 납품받아 제조하는 죽염 치약이 세계적으로 대히트를 치고 있다. 이는 죽염업계가 어려움 속에서도 그동안 우리 조상의 지혜가 담긴 전통방법으로 죽염을 제조한 결과라고 본다.

■ 죽염산업의 향후 전망은 매우 밝다

미네랄의 보고인 서해안 갯벌에서 생산되는 천일염을 우리 조상의 지혜가 담긴 전통방법으로 불순물 및 독성을 제거하여 재탄생된 천연미네랄 명품소금은 학계에서도 많은 관심을 가지고 있다. 앞으로 학술적인 연구와 업계가 꾸준하게 노력한다면 세계 식염 시장을 장악할 수 있는 우리의 훌륭한 자원이 될 가능성이 매우 높다.

■ 중소기업 고유 업종의 죽염산업은 반드시 선정되어야 할 당위성을 지닌 물질이다

죽염의 고유 효능을 배제한 채 영리만을 생각하는 대기업이 전통방법을 무시하고 현대시설(화석연료 등)로 대량생산한다면 그동안 어렵게 기반을 다져온 중소기업은 도태되고 말 것이다. 또한 그로인하여 우리의 훌륭한 자원은 사장될 것이기 때문이다.

따라서 죽염산업은 중소기업 고유 업종으로 반드시 국가 차원에서 선정되고 보호되어야 한다.

나는 한국죽염산업을 이끌고 지켜나가야 할 의무와 책임을 지닌 죽염조합 이사장을 맡고 있는 한 죽염산업을 대기업의 침범으로부터 온 전력을 다해 막아낼 것임을 다시 한 번 강조하고 싶다.

부록
죽염 생산관리 표준서

1. 죽염 품질관리 및 관리 지도사항

1) 작업소 및 제조시설
① 작업소
• 채광, 조명 또는 환기가 잘되고 청결하도록 유지.
• 방진, 방충시설 및 방서 시설.
• 죽염제조 외 다른 목적으로 사용불가.
• 당해 작업원 이외의 자의 통로가 되지 않도록 함.
• 제조 또는 저장 중에 죽염의 변화를 방지할 수 있도록 적당한 온도와 설비.
• 발생되는 유독가스 처리 설비.
• 분쇄실 제진시설.
② 제조시설
• 제조시설 정기점검 및 점검정비 기록.
• 각 작업실은 죽염에 오염을 방지하기 위하여 공정에 따라 적절히 배치.

2) 보관소 및 보관관리
① 원료, 자재 및 완제품의 보관소 각각 분리.
② 원료, 자재, 반제품 및 완제품의 보관소는 건조, 청결, 정리, 정돈 철저.

③ 원료, 자재, 반제품 및 완제품은 종류별로 명확히 구분하여 보관하고 시험 전과 시험 후임을 표시하여 보관.
④ 원료, 자재, 반제품의 보관 출납기록서를 작성, 보관.
⑤ 원료, 자재 또는 완제품은 바닥과 벽에 밀착되지 않도록 보관.
⑥ 표시 재료는 품목별로 구분 보관 위치에는 품목명을 나타내는 표시 설치.
⑦ 완제품은 품질관리 부서의 승인 획득 후 반출.
⑧ 원료, 자재 및 완제품은 선입 선출법으로 불출.
⑨ 반품된 제품은 적정한 규정에 따라 처리하고 그 기록보존.

3) 제조 공정 관리
① 당해 작업에 종사하지 않는 자의 작업소 출입 제한.
② 작업 전에 작업에 사용될 시설 및 기구의 청결상태(필요시 소독 또는 멸균).
③ 작업 중인 시설 및 기구에는 제조되고 있는 죽염명과 제조번호 표시.
④ 원료의 칭량실은 구획되어 있으며 제진설비를 갖춤.
⑤ 원료의 칭량시 중량을 2중 점검.
⑥ 완제품의 균질성을 확보하기 위하여 필요한 공정에서 적절한 공정검사.

⑦ 완제품의 표시 및 포장의 적합여부 확인.
⑧ 반제품은 표지가 붙은 용기에 담아 시험이 끝날 때까지 구분 보관.
⑨ 공정 검사에 필요한 간단한 시험기기는 품질관리 부서의 기기와 별도로 작업소내에 갖춤.

4) 제품관리
① 충전, 기밀시에 오염방지를 위한 적절한 시설.
② 외부의 공급자로부터 멸균상태로 반입된 포대를 사용할 경우 오염 여부 확인.
③ 제품의 이물질 검사.
④ (포장)제조번호, 제조년월일, 유효기간 등의 표시한 제조기록서에 기록한 것.
⑤ 표시 재료는 표준서와 일치 여부 확인.

5) 품질관리
① 품질관리부서 책임자는 원료, 자재, 반제품 및 완제품의 품질관리를 관장함.
② 품질관리부서 책임자는 품질관리 기준서 및 제품표준서를 비치 운영.
③ 당해 제조소에 품질관리상 필요한 시험시설 및 기구 갖

춤 – 정기적 점검.

④ 원료, 자재, 반제품, 완제품에 대하여 품질관리 기준서에 준한 시험기록서(또는 확인기록서)를 작성관리.

⑤ 완제품은 시험에 필요한 양의 2배 이상을 제조번호별로 취하여 제조일로부터 유효기간 또는 사용기간 만큼 보관.

⑥ 표시재료는 기재사항이 변경될 때마다 규정에 적합한지를 확인하고 견본을 보관.

6) 기준서 관리
① 제조관리 기준서
- 제조공정 관리에 관한 사항.
- 시설 및 기구관리와 사고 발생시 조치사항.
- 원료관리에 관한 사항.
- 자재관리에 관한 사항.
- 완제품관리에 관한 사항.
- 기타 제조관리에 관한 사항.

② 품질관리 기준서
- 시험기록서
- 원료, 자재, 반제품 및 완제품의 검체의 채취향 채취장소, 방법

죽염생산관리표준서				
개 암		제 품 표 준 서		
1. 허가사항		1-1 일반사항		
제 품 명		죽염(BAMBOO SALT)	표준서번호	KNF-T1014
성 상		회색의 미세한 가루로 황화물 냄새가 나며 맛이 짜다	분류번호	01
허가번호		전북 제88-1호	사용기간	2년
허가년월일		1988.6.8	작성년월일	
번호	재정년월일	개정사항	작 성 자	관리책임자
1	'95.1	신규제정		

제 품 보 고 서	죽염(BAMBOO SALT)	LSC-NF-T1014
1-2 효능 · 효과	• 위장을 튼튼하게 한다 • 진통, 소염, 지혈, 이뇨, 구충작용을 한다 • 정혈작용을 한다 • 강한 해독, 살균작용을 한다 • 식품첨가물, 의약품 첨가물로 사용한다 • 항염증, 항소염제로 사용할 수 있다	
1-3 용법용량	• 1회에 약 2g 정도 1일 4~5회 복용한다 • 식품첨가물 의약품 첨가원료로 사용할 때는 각 기준에 따른다	
1-4 포장단위	• 250g • 500g • 1kg • 5kg • 10kg	
1-5 사용상 주의사항	• 체질에 따라 복용분량을 조절한다 • 식품첨가물 및 의약품 원료는 각 규정에 따른다	
1-6 제조단위	• 1000kg • 기타 제조 지시 및 기록서에 따른다	
1-7 공정별 이론 생산량	• 약 97% 이상	

제품표준서	죽염(BAMBOO SALT)	LSC-NF-T1014

2. 제조공정

2-1 원료분량

원료명	규격선
대나무	500속
천일염	1,000kg
황토	100g
소나무장작	500kg

2-2 제조방법

십장생의 하나인 왕대나무를 한쪽은 뚫리고 한쪽은 막히도록 마디 사이를 자른 다음 그 대나무통에 서해안 청정해역(십승지의 하나인 부안군 변산반도)에서 생산된 천일염을 단단히 다져 넣는다.

서해안의 천일염은 각종 미네랄을 함유하고 있어 인체에 유익한 성분인 핵비소(核砒素)를 가장 많이 함유하고 있다.

깊은 산 속의 황토를 채취하여 햇볕에 말려 가는 체로 친뒤 되게 반죽하여 대통의 입구를 봉한다. 대는 차령산맥 이남(以南)과 태백산맥 이서(以西) 지방의 것 중 서해안에서 해풍을 맞고 자란 왕대나무를 사용한다.

특수 고안된 로(爐 : 스테인리스)에 스테인리스 그물을 펴놓은 뒤 대나무통을 황토로 봉한 부분이 위로 가게 하여 2~3층으로 세워놓고 아궁이에 소나무 장작으로 불을 지핀다. 대나무진이 천일염에 녹아들어 구워지면서 소금덩어리가 된다. 이 소금덩어리를 다시 빻아 대나무통에 담아 불을 때서 굽기를 여덟 번 반복한다.

마지막 아홉 번 때는 소나무 장작불을 지필 때 송진을 뿌려주어 고열을 가한다. 이때 소금이 녹아 용암처럼 흘러내린다.

이 액체가 굳어 돌덩어리처럼 변한 뒤 이를 곱게 분쇄한다.

이 과정에서 수분은 사라지고 화기는 성(盛)하므로 화생토(火生土), 토생금(土生金)의 원리에 의해 천일염 속의 각종 유독성 광물의 성분은 인체에 유익한 물질로 변화되어 여러 가지 특이한 효능을 갖게 되는 죽염이 탄생된다.

제 품 표 준 서	죽염(BAMBOO SALT)	LSC-NF-T1014

3. 품질관리

3-1 기준

시험항목	기 준	비 고
성상	회색의 미세한 가루로 황화물 냄새가 나며 맛은 짜다	
pH	9.0~11.0	10% 수용액
건조감량	0.3% 이하	(1g, 130℃ 2Hrs)
확인시험	염화물, 나트륨 반응 : 양성	
순도시험	① 황 산 염 : 0.5% 이하	주기실험
	② 마그네슘염 : 0.8% 이하	(반기 1회)
	③ 칼 슘 염 : 0.2% 이하	
	④ 중 금 속 : 3ppm 이하	
	⑤ 비 소 : 2ppm 이하	
물불용물	3.0% 이하	
입도	90% 이상	
함량	93% 이상	

3-2 시험방법

1. pH
 이 약의 수용액(10~100)을 pH meter로 측정한다.

2. 건조감량
 이 약 1g을 정밀하게 달아 130도의 건조기에서 2시간 동안 건조 후 데시케이타에서 방냉시킨 후 그 무게를 단다.

3. 확인시험
 • 대한약전 염화나트륨의 확인시험법에 따른다.

4. 순도시험
   1) 황산염
   - 이 약 10g을 물 20㎖에 용해시켜 여과하고 여액에서 염소이온이 나오지 않을 때까지 충분히 씻는다. 이 여액을 250㎖ 메스플라스크에 옮겨 증류수로 표충한다.

   - 이 검액 250㎖를 정확히 취하여 약 50㎖가 되도록 희석하고 염산(1:1)을 가하여 산성으로 한다. 끓인 후 5% 염화바륨 용액을 서서히 가하여 수욕상에서 약 2시간 가열한 다음 정량용 여과지로 여과한다.

   - 잔류물은 염소반응이 나타나지 않을 때까지 충분히 더운물로 씻는다. 잔류물은 여지와 함께 건조한 후 여과지를 태운 다음 강렬 냉각시키고 그 무게를 달아 황산염을 구한다.

   $$황산염(\%) = \frac{잔류물(g) \times 0.4115}{검체량(g)} \times 100$$

   2) 마그네슘
   - 이 약 10g을 물 200㎖에 용해시켜 여과하고 여액에서 염소이온이 나오지 않을 때까지 충분히 씻는다. 이 여액을 250㎖ 메스플라스크에 옮겨 증류수로 표충한다.

   - 이 검액을 25㎖를 정확히 취하여 염화암모늄 용액(30%) 3㎖와 암모니아수(1:1) 1~2방울을 가한 후 옥살산암모늄 포화용액 5㎖를 가하여 수욕상에서 3시간 가열한다.

   - 이 용액을 여과하되 증류수로 비커에 묻어 있는 앙금까지 씻고 세액에 염소반응이 나타나지 않을 때까지 충분히 수세한다.

   - 잔류물은 칼슘염 시험에 이용한다.

   - 여액과 씻은 액을 합하여 약 50㎖가 되게 하고 잘 저으면서 인산나트륨 용액(10%) 10㎖를 가하여 때때로 저어주며 2시간 방치한다.

- 생성된 침전은 여과하고 잔류물을 70% 에탄올로 씻어 여액이 중성이 될 때까지 씻고 잔류물은 여과하고 비커에 옮겨 약 25㎖의 물을 가하고 지시약 M.R(메칠레드) 3방울을 넣어 0.1N-황산표준액으로 보라색이 나타날 때까지 적정한다.

$$마그네슘량(\%) \frac{0.1N-황산표준액소비량(㎖) \times 1.2 \times F}{검\ 체\ 량(g)}$$

3) 칼슘염
- 마그네슘에서 나온 잔류물은 여과지 채 묽은 황산용액(1:1) 약 20㎖에 담그고 물로 약 250㎖가 되게 한 다음 60~70도로 가온 유지하면서 0.4N-과망산칼륨 용액으로 적정한다.

$$칼슘염(\%) \frac{0.04N-KMn\ 소비량 \times 0.8 \times F}{검\ 체\ 량(g)}$$

4) 중금속 및 비소
- 대한약전 의약품 각조 염화나트륨 항에 준한다.
- 또한 원자흡광광도계로 분석할 수 있다.

5) 물 불용물
- 이 약 1g을 정밀히 달아 약 250㎖의 물에 용해시켜 여과하고 그 잔류물을 100에서 건조한 후 그 무게를 단다.

6) 입도
- 이 약 10g을 200mesh의 체에 걸러 통과되는 양으로 구한다.

7) 함량(염화나트륨)
- 이 약 0.2g을 정밀히 달아 물 50㎖를 넣어 녹이고 필요하면 8N-질산을 넣어 중성으로 하여 0.1N-질산은 시약으로 작정한다.
(지시약 : 크롬산칼륨시약 2㎖)

- 0.1N - AgNO 1M1 = 5.844mg NaCl

식품의 기준 및 규격 중 개정고시

-식품의약품 안전처

현 행
(신　　설)

개   정

20-18 재재 · 가공소금

1. 정의
   재제·가공소금이라 함은 해수나 암염 등으로부터 얻은 염화나트륨이 주성분인 결정체를 재처리하거나 가공하여 식품의 제조, 가공, 조리, 저장 등의 원료나 직접 식용에 사용되는 것을 말한다.

2. 원료의 구비요건
   ① 사용되는 해수나 암염은 오염되지 않은 것이어야 한다.
   ② 원료 소금은 염관리법에 적합한 것이어야 한다.
   ③ 가공소금에 사용되는 식품첨가물은 그 기준 및 규격에 적합한 것이어야 한다.
   ④ 원료 소금은 흡습이 일어나지 않고 품질이 유지될 수 있는 적절한 방법으로 보관 관리하여야 한다.
   ⑤ 제조공정에 사용되는 물은 먹는 물 관리법에 의한 먹는 물 수질기준에 적합한 것이어야 한다.

3. 제조·가공기준
   ① 원료 소금은 흙, 모래 등과 같은 이물질을 충분히 제거하도록 전 처리과정을 거쳐야 한다.
   ② 원료에 직접 접촉하는 기계 및 기구류는 세척이 용이하고 내부식성 재질이어야 하며, 작업 전후에 위생적으로 세척하여야 한다.
   ③ 태움·용융에 의한 가공소금은 원료 소금을 가열하여 태우거나 용융하는 공정을 거쳐야 한다.
   ④ 제품은 흡습을 방지할 수 있도록 신속히 포장하여야 한다.

4. 주원료 성분배합기준
   1) 용어의 정의
   ① 재제소금(재제조소금) : 원료 소금을 용해, 탈수, 건조 등의 과정을 거쳐 다시 재결정화시켜 제조한 소금을 말한다.
   ② 가공소금 : 원료 소금을 볶음, 태움·용융 등의 방법으로 그 원형을 변형한

현 행
(신 설)

| 개 | 정 |

소금 또는 식품첨가물을 가하여 가공한 소금을 말한다. 단, 원료 소금을 세척, 분쇄, 압축의 방법으로 가공한 것은 제외한다.

2) 성분배합기준
원료 소금 100%

5. 성분규격

항 목 \ 유 형	재제소금	가 공 소 금	
		태움·용융소금	기타 가공소금
1. 염화나트륨(%)	88.0 이상	88.0 이상	93.0 이상
2. 총염소(%)	54.0 이상	50.0 이상	56.0 이상
3. 수분(%)	9.0 이하	0.5 이하	5.5 이하
4. 불용분(%)	0.02 이하	3.0 이하	0.15 이하
5. 황산이온(%)	0.8 이하	1.5 이하	1.5 이하
6. 사분(%)	-	0.1 이하	-
7. 비소(mg/kg)	0.5 이하	0.5 이하	0.5 이하
8. 납(mg/kg)	2.0 이하	2.0 이하	2.0 이하
9. 카드뮴(mg/kg)	0.5 이하	0.5 이하	0.5 이하
10. 수은(mg/kg)	0.1 이하	0.1 이하	0.1 이하
11. 페르시안화이온(m/kg)	0.01 이하	0.01 이하	0.01 이하

*식품의 기준 및 규격개정고시(2008. 8. 13)
식품의약품 안전청 고시 2008-51에 의거 금속성 이물질(쇳가루) 혼입기준을 모든 가공소금에 10ppm 이하 적용하여 시행한 바 있다.
개정고시(2012. 8. 1)에 의하면 증류수 500㎖를 가한 후 금속성 이물질(쇳가루)을 측정한다.

6. 보존 및 유통기준
   1) 소금과 외관이 비슷한 설탕, 조미료 등이 혼입되지 않도록 주의하여야 한다.
   2) 제품의 풍미에 영향을 줄 수 있는 다른 식품 및 식품첨가물 등과는 분리 보관하여야 한다.
   3) 제품은 흡습되지 않도록 보관 유통하여야 한다.

현 행
(신   설)

개	정

7. 시험방법
   1) 시료조제
   시료입자의 크기가 0.84mm의 체눈을 통과하고 0.177mm의 체눈을 통과하지 않을 정도로 분쇄하여 잘 혼합한다.
   2) 염화나트륨
   제7. 일반시험법 11. 미량성분시험법 1) 무기성분 (5) 식염에 따라 시험한다.
   3) 총 염소
   불용분에서의 시료용액 25mℓ를 정확히 취하여 중성[1]으로 하고 250mℓ 메스플라스크에 옮겨 눈금까지 희석시킨다. 이 용액 25mℓ를 정확히 비커에 취하고 10% 크롬산칼륨용액 1~2방울을 넣고 0.1N 질산은용액[2]으로 붉은색의 침전이 나타날 때까지 적정하여 다음 식에 따라 총 염소를 계산한다.

$$황염소(Cl)(\%) = \frac{0.1N\ 질산은용액의\ 소비량(mℓ) \times 35.45 \times f}{시료의\ 무게(g)}$$

   f : 0.1N 질산은용액의 농도계수
   1) 시료용액이 알칼리성일 때는 질산으로, 산성일 때는 암모니아수로 중화한다.
   2) 0.1N 질산은용액 만드는 법 : 질산은 약 17g을 1,000mℓ의 물에 용해하여 크롬산칼륨을 지시약으로 하고 0.1N 염화나트륨 표준용액으로 적정하여 그 농도계수를 결정하여 사용한다.

   4) 수분
   제7. 일반시험법 1. 일반성분시험법 1) 수분에 따라 시험한다.
   5) 불용분
   시료 10g을 정확히 달아 비커에 넣고 약 200mℓ의 물에 용해시켜 미리 100~110도에서 건조하여 항량한 유리여과기에 거르고 이 액에서 염소이온이 나오지 않을 때까지 물로 충분히 씻는다. 씻은 유리여과기는 100~110도에서 건조한 후 무게를 달아 잔류물을 정량한다. 이 여액은 메스플라스크(250mℓ)에 옮겨 눈금까지 희석하여 총 염소, 황산이온시험의 시료용액으로 사용한다.

현 행
(신　　설)

개   정

6) 황산이온

불용분에서의 시료용액 25㎖를 정확히 비커에 넣고 50㎖되게 희석한 염산 (1:1)을 가하여 산성으로 하고, 끓인 후 5% 염화바륨용액을 서서히 가하여 물중탕에서 가열한다. 약 2시간 가열하고 정량용 거름종이에 여과한다. 잔류물은 더운물로 염소반응이 일어나지 않을 때까지 충분히 씻고 잔류물을 여과지와 함께 건조한다. 이를 도가니에 넣고 탄화시켜 강열, 회화하고 냉각한 후 무게를 달아 다음 식에 따라 황산이온을 계산한다.

$$황산이온(SO4)(\%) = \frac{찌꺼기의\ 무게(g) \times 0.4115}{시료의\ 무게(g)} \times 100$$

7) 사분

시료 2~5g을 취해 물 100㎖에 용해시키고 염산 10㎖를 가한 후 1시간 동안 열판 위에서 가열한다. 실온까지 식힌 후 여과지(5C)로 여과하고 불용분을 염소이온이 검출되지 않을 때까지 물로 씻는다. 미리 항량시킨 도가니(850도에서 강열 후 냉각시킨 것)에 여과지와 불용분을 옮기고 850도에서 회화시킨 후 데시케이터에서 실온으로 냉각시켜 도가니의 무게를 달아 사분의 함량을 계산한다.

8) 비소

제7. 일반시험법 6. 유해성금속시험법 3) 금속별시험

(1) 비소에 따라 시험한다.

9) 납

제7. 일반시험법 6. 유해성금속시험법 3) 금속별시험

(2) 납에 따라 시험한다.

10) 카드뮴

 제7. 일반시험법 11. 미량성분시험법 1) 무기성분

 (1) 시험용액의 조제에 따라 처리한 검체를 제7. 일반시험법 6. 유해성금속시험법 2) 측정 1) 원자흡광광도법에 따라 시험한다.

11) 수은

 제7. 일반시험법 6. 유해성금속시험법 3) 금속별시험

 (5) 수은에 따라 시험한다.

필자 및 방송, 대통령표창

본 필자가 TV(KBS, MBC, SBS)에 30여 년간 100여 회 출연하여 자죽염의 제조비법과 자죽염의 다양한 활용방법과 소금과 죽염의 차이점, 죽염과 자죽염의 다른 점 등 죽염산업의 방향에 대해 설명하고 있다. 새만금의 특산물 및 식품산업의 미래, 방향, 비전, 경쟁력 등에 대해서도 TV, 신문 등에 인터뷰하고 있다.

2013년에는 중소기업산업에 기여한 공로를 인정받아 중소기업 유공자 포상(대통령상)을 수상하였으며, 2015년 정부(해양수산부)로부터 식품산업 최고의 명예인, 대한민국 수산전통식품명인3호(죽염1호)로 국가지정을 받았다.

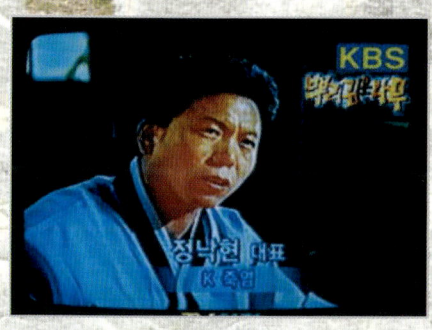
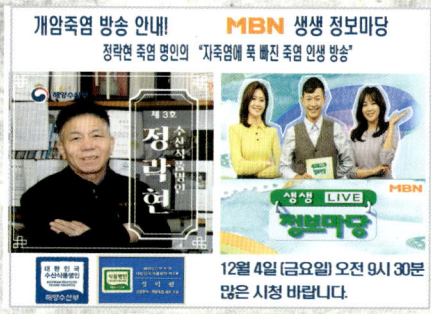
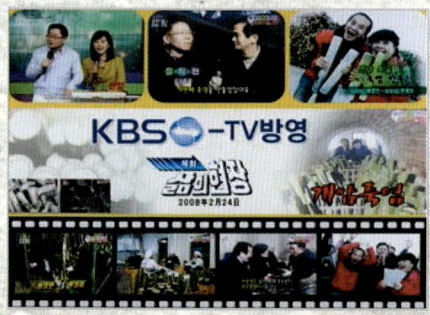
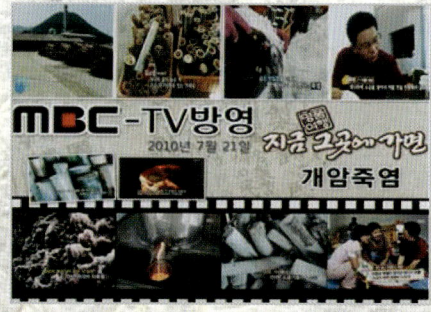
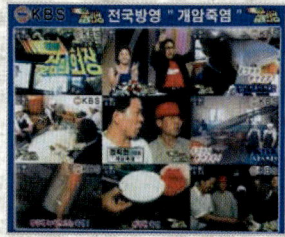
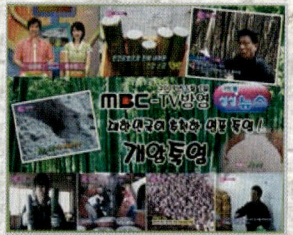
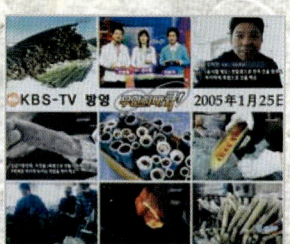

대한민국 전국중소기업인대회 대통령상 수상
무역의 날 수출의 탑 대통령상 수상

전통식품 죽염산업 최초 창조기업유공자포상

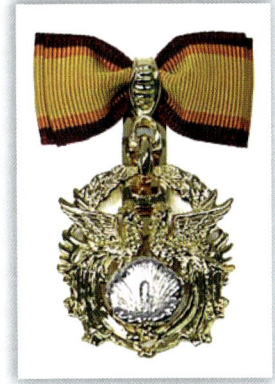

죽염업계 최초 대통령 표창 2회 수상!

개암식품 정락현 대표는 30여 년간 우리나라 전통식품인 죽염만을 고집스럽게 만들어온 죽염장인으로서 1992년 럭키치약(현 LG생활건강)의 신상품인 죽염치약 개발 시 연세대학교 및 LG연구소와 공동으로 개발하여 죽염치약이 국내는 물론 해외까지 진출하여 20여 년 이상 장수 품목으로 판매될 수 있도록 하였고, 죽염을 한 단계 진화시킨 자죽염을 만들어 죽염의 품질을 향상시켜 지역민과 함께 하는 지역 기업으로 성장하고 있는 등 죽염산업 발전에 기여함.

미디어 속 개암죽염

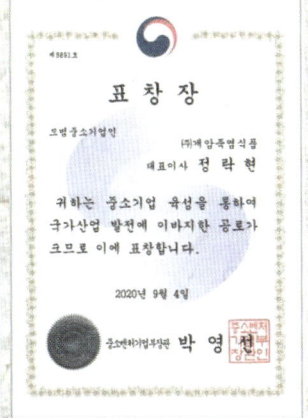

▲ 중소기업인대회서 대통령 표창 전북일보(全北日報)　　　▲ 중소벤처기업부장관 상장

부안 개암식품 정락현 대표, 2013 중소기업인대회 대통령 표창

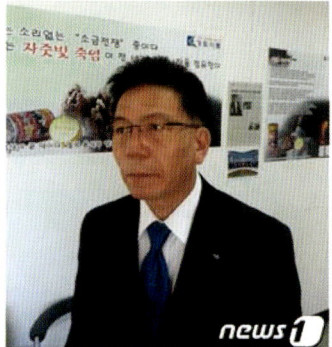

중소기업창장과 중소기업중앙회가 16일 공동 주최한 '2013 중소기업인대회'에서 전북 부안군 개암식품 정락현(54) 대표가 대통령 표창을 수상했다.

정 대표는 지난 26여년간 우리나라 전통식품인 죽염을 만들어온 장인으로 1992년 럭키치약(현 LG생활건강)와 신상품인 죽염치약 개발에 참여하는 등 신 학문력을 통한 지역발전과 모범기업인으로 공로를 인정 받았다. 특히 전통식품으로 식품산업 분야에서 대통령 표창을 수상한 경우는 이번이 최초여서 의미가 크다.

정 대표는 "전통죽염 분야의 최초 수상이라 무한한 명예이며 중소기업인 으로서 긍지와 자부심을 느낀다"며 "더욱 겸손히 하라는 뜻으로 알고 우리나라 죽염식품과 중소기업 발전을 위해 매진할 계획"이라고 말했다.

한편 정 대표는 현재 개암죽염, 개암죽염 대표이사로 재직하고 있으며 한국죽염공업협동조합 이사장과 중소기업중앙회 환경보건분과위원회 위원, (사)부안군 특산물 생산자인증협의회 위원을 맡고 있다.

▲ 2013 중소기업인대회 대통령 표창
중앙일보

▼ "중기, 경제사절단 많이 참여시켜 달라"
전북도민일보

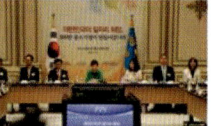

개암죽염 정락현 대표 대통령 표창

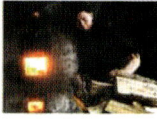

"우리의 전통 뿌리 산업인 죽염을 더욱 알릴 수 있게 돼 기쁘고 감사합니다. 이 기업인으로서 더욱 노력하며 지역 발전을 위해 힘쓰겠습니다."

부안 개암사에서 내려오는 전통방식으로 시작한 '죽염'이 죽염을 세상에 알리고 대중화에 함께 해 온 개암죽염(부안군 상서면) 정락현(54) 대표가 전국중소기업인대회 포상 16일 청와대 영빈관에서 대통령 표창을 받는다.

'개암죽염' 정락현 대표는 지난 1992년 창업해 20여 년간 오직 우리나라 전통식품인 죽염만을 고집스럽게 만들어 온 죽염 장인이다.

창업 당시 국내 대기업과 관련 연구소, 연세대 교수진 등과 공동으로 개발한 죽염치약을 신상품으로 출시해 해외까지 진출해 년 이상 장수 상품으로 판매되고 있는 사례는 정 대표의 역할이 중요했다. 이를 계기로 죽염이란 단어를 알리는데 톡톡히 역할을 한 것. 2000년에는 죽염을 한 단계 진화시킨 자죽염을 만들어 죽염의 품질을 향상 시키는 등 지역기업으로 탄탄한 성장을 거두었다.

정 대표는 직원 자녀 학자금 지급과 연말 특별상여금 지급, 연 5~10% 임금인상 등 복리 후생비도 챙겨 쓰고 있으며 노사가 필요 없을 정도로 가족 같은 회사경영으로 부산규 노사관계를 형성하고 있다.

지역을 위해서도 관내 초, 중학교에 20년 넘게 장학금을 지원하고, 지역문화 체육행사에 적극 참여하며 매년 1,000만원 상당의 기념품을 찬조하는 주민과 함께 지역사회 발전에 기여하고 있다.

지난해부터는 한국죽염공업협동조합 이사장으로 선임돼 업체를 대표하고 업체의 영세성으로 인해 어려움을 겪고 있는 사항에 대한 악조건을 도움을 받아 죽염의 안정성을 입증과 죽염업계의 고민을 해결, 죽염 이익에도 기여하고 있다.

정 대표는 "개암죽염이 부안의 작은 마을에서 시작했지만 긍지와 자부심으로 지금까지 열어 왔다"며 "앞으로 죽염을 더욱 발전시키고 지역과 함께 성장하는 경영인이 되겠다"고 말했다.

▲ 개암죽염 정락현 대표 대통령 표창
전북도민일보

대통령·장관, 中企 애로 꼼꼼히 메모... "경제사절단, 해외진출 도움" 공감대

2015 대한민국 중소기업인대회 행사 이모저모

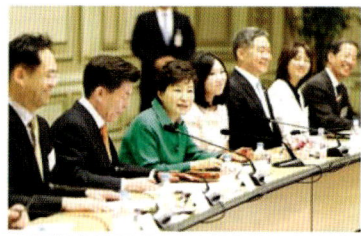

"형식적인 장과대 초청 행사를 뛰어 넘는 실질적인 소통의 장이었습니다"

이번 중소기업인 대회에 참석한 중소기업인들이 한목소리로 정부의 극진한 환대와 관심에 감동을 받았다는 평가다. 중소기업인들의 애로 사항을 말할 때면 검정색으로 메모하고 일일이 답변하는 대통령과 장관들에게서 같은 인상을 받았다는 것. 이번 행사가 다시 한번 중소기업인으로서 보람과 긍지를 가질 수 있는 소중한 시간이 된 셈이다.

일자리 창출과 관련해 각종 업계 건의사항과 정부 대책을 듣는 1부 행사에 이어 상대적으로 자유로운 오찬사간의 2부 행사에서는 중소기업인들이 건의 뿐만 아니라 개인적인 소감을 발표하는 시간을 가졌다.

정락현 한국죽염공업협동조합 이사장은 "지난 2013년 박 대통령님과 함께 인도네시아 경제사절단에 참여한 것이 막연히 느껴졌던 세계시장에 적극적으로 진출하는 계기가 됐다"며 "경제사절단에 참여하기 전까지는 죽염과 같은 전통식품이 해외시장을 공략할 수 있을까에 대한 의문이 있었는데 막상 인도네시아에서 바이어들을 상담하다 보니, 최근 한류 붐과 함께 건강과 웰빙에 대한 관심이 높아 현지의 반응이 매우 뜨거웠다"고 밝혔다.

이와 함께 박길수 경영혁신중소기업협회장은 "오늘 와보니 대부분의 중소기업단체장들이 이 자리에 모였고 또한 대통령께서 함께해 주셔서 매우 뜻깊은 자리라고 생각한다"며 "여기 모이는 단체장들이 말로만 풀울 맞추지 말고 일자리 부족 문제도 우리 중소기업이 해결할 수 있다고 확신한다"고 소감을 말했다.

사실 중소기업계와 박 대통령은 올 들어 특별한 인연을 맺어 왔다. 당선 이후 첫 행보로 중기 융합회를 방문한 만큼 박 대통령은 '중소기업 중심의 경제구조'에 큰 관심을 보여왔다.

이번 행사를 포함해 임기 중 4번이나 중소기업인들을 청와대에 초청한 것은 물론 해외 순방 때마다 경제 사절단에 중소·중견기업 대표를 대거 동행시켜 '중소기업 세일즈'를 자처하기도 했다.

전북 개암사 전통 제조비법 전수받아 –중소기업뉴스

전북 개암사 전통 제조비법 전수받아

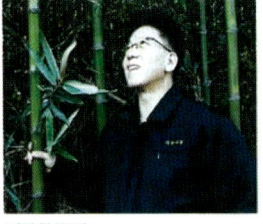

"죽염은 하늘에서 내린 천연의 환경과 선조들의 지혜가 담긴 전통식품입니다."
청학한 한국죽염공업협동조합 이사장(개암식품 대표)은 "최근 개암식품이 한국전통식품협회로부터 '전통죽염제조' 부문 전문업체로 선정됐다"면서 "앞으로도 죽염 개발과 발전을 위해 최선의 노력을 기울이겠다"고 말했다.

개암식품이 생산하는 개암죽염은 갯벌에 바닷물을 가둬 자연 증발시킨 천일염을 대나무 통 속에 넣어 황토 가마 속에서 송진숯불에 여덟 번 구워낸 것.

정 이사장의 개암식품은 전라북도 부안군의 개암사에서 그 맥을 이어 온 죽염의 전통 제조비법을 전수받아 죽염을 생산해내고 있다.

정 이사장은 "서해안 염전에서 채취해 3년 동안 간수를 제거한 천일염과 3년 된 왕대나무, 그리고 소나무 장작과 송진을 사용하는 것이 특징"이라며 "소나무 장작만을 연료로 사용해 고온에서 8번 반복해서 굽고, 마지막 9번째 구울 때 소나무에 송진을 부려 가마 온도를 더욱 올리고 소금이 녹아 흘러내리는 과정을 거쳐 개암죽염으로 완성된다"고 설명했다.

죽염업계는 지난 2010년 한 방송사의 소비자고발 프로그램에서 죽염이 인체에 유해할 수 있다는 의혹을 제기하면서 큰 위기에 빠지기도 했다.

정 이사장은 "방송 이후 죽염 제조 중소기업의 판로가 막히고, 업계 전체가 위기에 봉착했다"면서 "업계가 자체 연구를 통해 의혹을 해명하려 했으나 열악한 연구시설과 연구인력 부족 등으로 실패했다"고 말했다.

그러나 정 이사장을 비롯한 죽염업계가 식약청에 어려움을 호소, 식약청이 죽염 제조 현장을 찾아가 수많은 시료를 채취하고 이를 연구·분석해 이물질 내용을 상세히 규명하고, 이의 인체 무해함을 입증했다.

정 이사장은 "식약청의 도움은 우리 죽염업계에게 사막에서 오아시스를 만난 것과 같았다"고 말했다.

정 이사장은 지난 20여 년간 우리나라 전통식품인 죽염만을 고집해 만들어온 죽염장인. 1992년 LG생활건강의 죽염치약 개발 당시 연세대학교 및 엘지연구소와 공동으로 죽염치약을 개발해 국내는 물론 해외까지 수출해 지금까지도 장수 품목으로 판매되는 데 큰 역할을 했다. 이런 공로를 인정받아 지난 5월에는 전통죽염제조분야에서는 최초로 대통령 표창을 수상하기도 했다.

개암죽염 정락현 대표, 국가식품명인3호(죽염1호)로 지정

30여 년간 오로지 죽염 한 길만을 걸어온 정락현 한국죽염공업협동조합 이사장(개암죽염 대표)은 해양수산부로부터 전통식품 명인으로 지정을 받았다.

정락현 죽염조합 이사장 식품명인 지정서 수여

그는 죽염업계의 산업발전에 기여하는 등 죽염업계발전에 노력을 아끼지 않았다는 평가를 받았다.

정락현 이사장은 개암사 전통죽염의 탄생을 시작으로 죽염과 인연을 맺은 후 28년째 죽염에 푹 빠져 살아 대한민국 식품명인의 자리에 오르게 됐다. 지난 1992년 LG죽염치약 개발과정에 참여해 당시 영세하던 죽염업계의 산업화 기여를 통해 죽염 산업에 대한 시야를 폭넓게 키워왔다.

2013년 박근혜 대통령 순방길에도 경제사절단으로 동행한 정 이사장은 한국 불가의 전통식품인 죽염을 말레이시아의 다국적 기업인 Hai-O그룹과 500만달러 수출을 체결해 현재 수출 중에 있고, 홍콩에서도 최근 20만불 상당의 신규계약을 체결함으로써 개암죽염을 통한 세계시장 진출에도 박차를 가하고 있다.

또한 한·중 FTA가 연내 발효되면 중국 시장에 우리의 명품 죽염을 진출시켜 한국의 전통죽염을 죽염치약과 더불어 세계 명품으로 발돋움 시키겠다는 포부도 함께 밝혔다.

정 이사장은 "죽염은 우리나라 전통식품으로 자랑스럽게 여기고 지켜나갈 유산"이라며 "죽염을 더욱 널리 알리는데 최선을 다하겠다"고 약속했다.

<저작권자 © 이뉴스투데이, 무단 전재 및 재배포 금지>

[이뉴스투데이 이상민 기자] 정락현 한국죽염공업협동조합 이사장(개암죽염식품 대표)이 지난 9월 23일 해양수산부로부터 전통식품명인으로 지정을 받고 지난 8일 해양수산부로부터 식품명인 지정서를 직접 수여받았다.

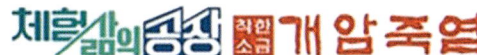
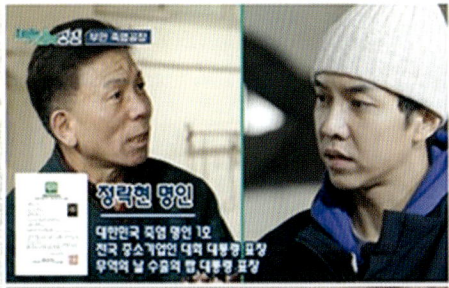
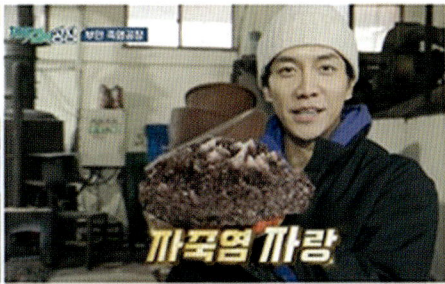
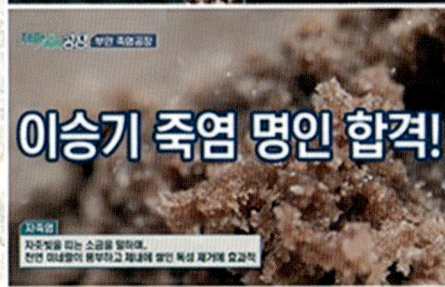
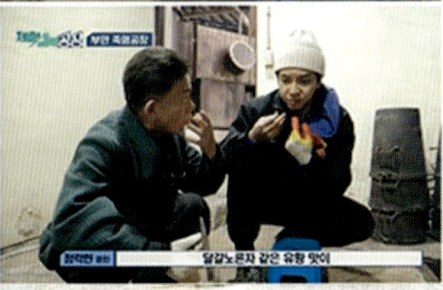
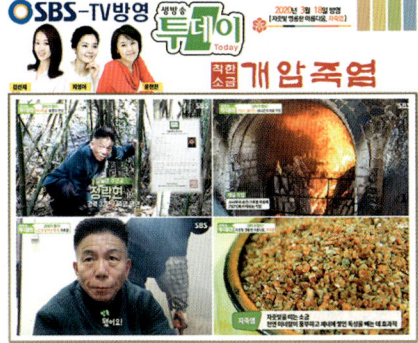
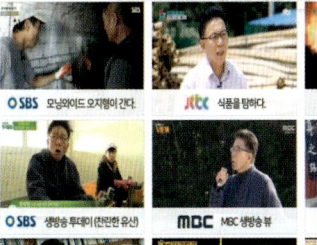
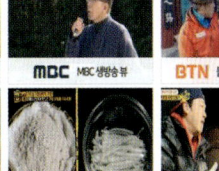
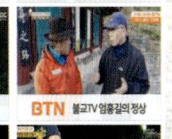
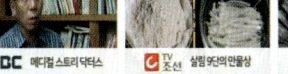
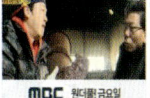
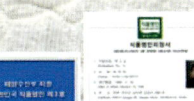
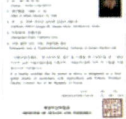
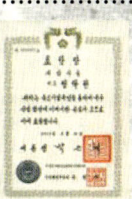
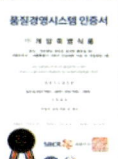
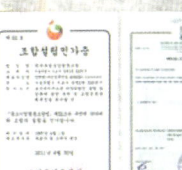
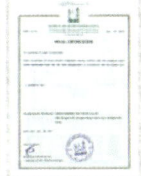

우리나라의 불가전통식품인 자죽염이 세계인의 건강장수를 다스려 가고 있다

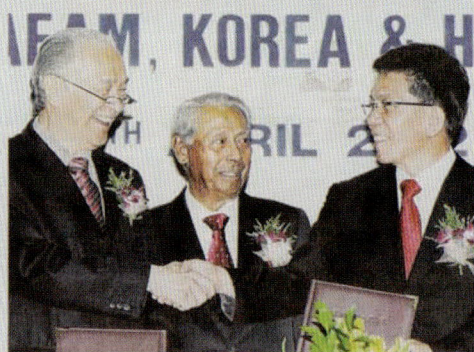

수산식품명인(죽염제조장) 전수자 이형재 이사에게 죽염제조 비법을 전수하는 과정

정락현 죽염명인이 전수자에게 대나무의 선별, 보관, 커팅, 죽염 제조에 관한 전반적인 과정을 상세하게 전수하고 있다.

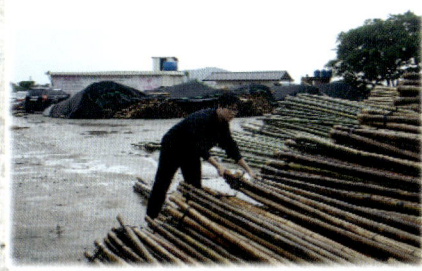
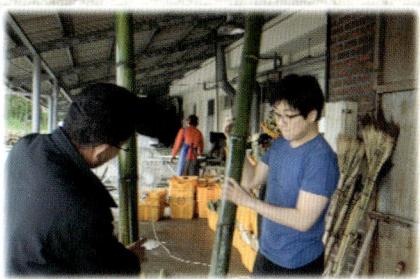
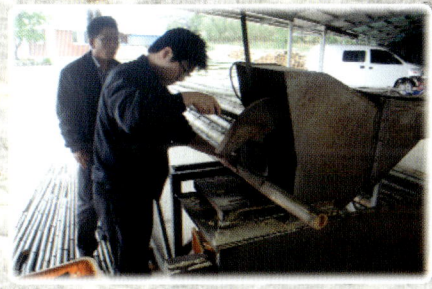
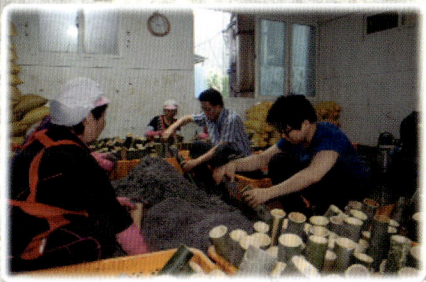
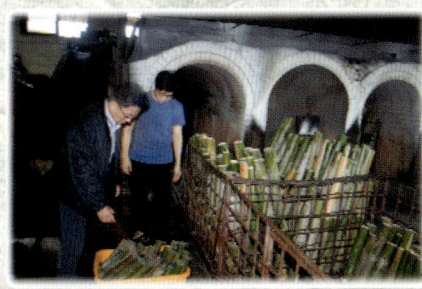
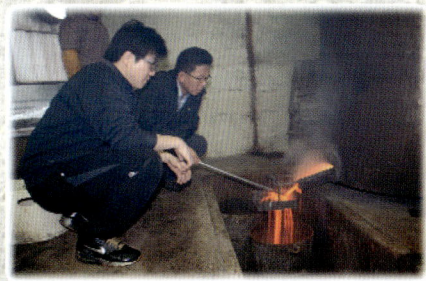
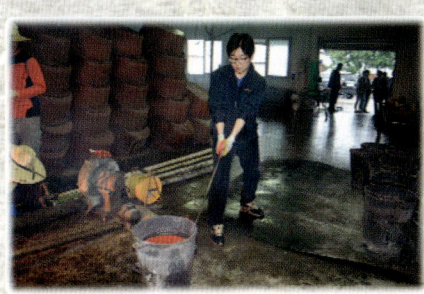
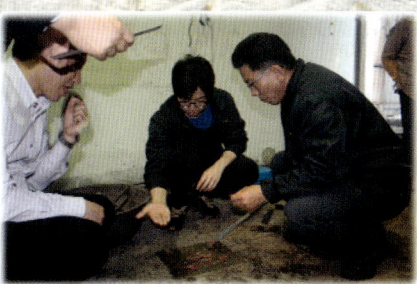

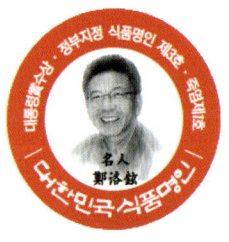

저는 대한민국 "竹鹽名人" 정락현입니다.
황토·자죽염 "神通찜질방"에 오심을 진심으로 환영합니다.
이곳 쉼터에는 음이온·원적외선·셀레늄·게르마늄 등의 에너지로 가득 찬 힐링 치유 명소입니다.
본 공간에는 약 3,000톤의 피라밋황토 眞흙과 약 3톤의 자죽염이 매장되어 있으며 또한 대나무숯이 약 10톤 정도 황토바닥에 함유된 세계 유일의 설계 공법으로 탄생시킨 힐링 치유 쉼터입니다.
또한 자죽염찜에 둘러싸인 자죽염 元石은 시가로 약 20억 원에 이릅니다.
무병장수의 혜택을 마음껏 누리십시오.
황토에서 발산되는 원적외선과 자죽염에서 내뿜는 음이온의 방대한 에너지는 피부 속 5cm까지 스며들어 손상된 세포조직을 빠르게 복원시켜줍니다.
결국 각종 바이러스균과 피부질환의 원인을 미리 제거하고 뼈와 골수를 건강하게 만들어 골다공증의 질환을 근본적으로 예방할 수 있는 것입니다.
특히, 자죽염에서 발산되는 면역 에너지와 항산화 특수 물질은 음양오행의 탄생원리를 통해 체내 대사기능을 활성화시켜 몸속 깊이 박혀 있는 오래된 독소, 노폐물을 밖으로 배출시켜 놀라운 건강증진 및 효과를 직접 실시간으로 경험하시게 될 것입니다.
여러분! 깨끗한 물, 건강한 공기, 살아 있는 자죽염, 활성에너지 황토의 물질을 통해 항상 건강하시고, 행복한 삶을 공유하시길 바랍니다. 장수의 혜택은 실천하는 者의 "몫"이니까요.
감사합니다. 사랑합니다. 고맙습니다.

죽염힐링연수원에서
한국죽염공업협동조합 이사장, 중소기업중앙회 이사
대한민국 식품명인3호(죽염1호), (주)개암죽염식품 대표이사
정락현 배상